Cornelia Häfner

Schlafstörungen

Ursachen und ganzheitliche Heilungswege
einer um sich greifenden Zivilisationskrankheit

Cornelia Häfner

Schlafstörungen

Ursachen und ganzheitliche Heilungswege
einer um sich greifenden Zivilisationskrankheit

Turm Verlag

Möge dieses Buch all jenen Menschen dienen, die sich nach einem gesunden ungestörten Schlaf sehnen!

Die in diesem Buch beschriebenen Ursachen von Schlafstörungen sind überwiegend Erfahrungswerte, welche die Autorin im Laufe langjähriger Praxis als Rutengängerin, Pendlerin und Heilpraktikerin sammelte. Sie beanspruchen nicht den Status der wissenschaftlichen Beweisbarkeit. Es ist selbstverständlich, dass bei ernsthaften physischen und psychischen Erkrankungen die fachliche Hilfe eines Arztes oder eines Heilpraktikers unerlässlich ist. Eine Haftung für Personen-, Sach oder Vermögensschäden von Seiten der Autorin oder des Verlages ist ausgeschlossen. Mitgeteilte Namen von Personen sind grundsätzlich geändert.

ISBN 3-7999-0267-8

1. Auflage 2002

Printed in Germany
Dieses Buch wurde in der neuen Rechtschreibung verfasst.
Umschlag und Grafik: Studio Caprano, Lindenberg i. Allgäu
Herstellung: Druck- und Verlagsgesellschaft Bietigheim mbH

Inhaltsverzeichnis

Einleitung

Eine erholsame Nachtruhe ist das Elixier des Lebens, Voraussetzung für ein gesundes, vitales Leben, und das sowohl in körperlicher als auch geistiger und seelischer Hinsicht. Umso schlimmer ist es, dass Millionen von Menschen, darunter auch zahllose Kinder, Nacht für Nacht an quälenden Schlafstörungen leiden. Und es werden jährlich mehr.

Das Symptom der Schlafstörung hat sich inzwischen zu einer Zivilisationskrankheit entwickelt, die uns sehr eindrucksvoll die sorgenerfüllte technisch-hektische Zeit widerspiegelt, in der wir heute leben.

Was aber haben diese Menschen, die Nacht für Nacht keinen geruhsamen Schlaf finden, nicht schon alles unternommen: Immer neue Ärzte aufgesucht, Fachliteratur studiert, Yoga oder Autogenes Training erprobt, Matratzen und Sprungrahmen gewechselt, die Kinder ins Ehebett geholt oder Kleinkinder nächtelang herumgetragen! Nicht selten aber blieben alle Maßnahmen erfolglos und der Griff zur Schlaftablette war die einzige Lösung.

Einem Betroffenen zu empfehlen, er solle abends keinen Kaffee mehr trinken, keinen aufregenden Film anschauen oder einen Abendspaziergang machen, ist völlig überflüssig: Er weiß es.

In diesem Buch werden Sie Ursachen und Gründe erfahren, die auf teils massive Art und Weise Ihren Schlaf stören, an die Sie aber bisher vielleicht noch nie gedacht haben, die Ihnen bis jetzt möglicherweise sogar unbekannt waren. Zudem wird die Problematik der Schlafstörungen aus ganzheitlicher Sicht betrachtet, aus der Sicht von Körper, Seele und Geist.

Möge es Ihnen dazu dienen,
Ihren gesunden Schlaf wiederzufinden.

Das Wesen des Schlafs

Der Schlaf ist für den Menschen, was das Aufziehen für die Uhr ist, hat Schopenhauer einmal gesagt. Würden wir das Aufziehen unserer Lebensuhr durch den Schlaf unterlassen, so bliebe sie stehen, spätestens nach 4 - 5 Tagen. Das bedeutet, der Entzug von Schlaf würde einen Menschen schneller töten als der Entzug von Nahrung. Schlafen ist somit lebensnotwendig.

Dank jahrzehntelanger intensiver Schlafforschung und der Erfindung des Elektroenzephalogramms (EEG), wodurch die Gehirnaktivität messbar wurde, ergaben sich zum Wesen des Schlafs zwei Hauptkriterien:

1. Schlafen ist nicht einfach ein Ruhen des Gehirns, sondern eine zum Wachsein unterschiedliche Form der Gehirnfunktion.

2. Der Schlaf hat keine einheitliche Tiefe.

Auf Grund der verschiedenartigen Gehirnstromfrequenzen teilt die Wissenschaft den Schlaf in fünf Tiefen ein und bezeichnet diese mit A, B, C, D und E. Dabei entspricht

A = dem Entspannungszustand nach dem Zubettgehen,
B, C = der Leichtschlafphase und
D, E = dem Tiefschlafstadium.

Zu Beginn wird der Schlaf mit einem Entspannungsstadium (Phase A) eingeleitet, dann folgen die Schlaftiefen B, C und D hin zur ersten Tiefschlafphase E. Die Zeit zwischen dem Zubettgehen und dem ersten Tiefschlaf dauert durchschnittlich etwa 35 bis 40 Minuten und wird als SEM-Phase (SEM = slow eye movements = langsame Augenbewegungen) bezeichnet.

Das Schlafstadium E ist die tiefste Schlafperiode der Nacht; sie dauert ca. 30 - 60 Minuten. Im Vergleich zur Aktivität des Tages (Beta-Wellen 14 - 30 Hz) sinkt die Hirnstromfrequenz im Tiefschlaf auf 0,5 - 3 Hz (Theta-Wellen) ab. Aus dieser Phase ist der Schlafende am schwersten zu wecken. Dann flacht der Tiefschlaf allmählich wieder ab und führt in die Leichtschlafphase.

Die Leichtschlafphase B/C, in erster Linie jedoch das Stadium B, hat gleich mehrere untypische Eigenschaften, weshalb sie u.a. auch als ‚paradoxer' Schlaf bezeichnet wird. Denn während dieses Stadiums steigt die Gehirnaktivität wieder deutlich an (Alpha-Wellen von 8 - 13 Hz) und Herz- und Atemfrequenz erhöhen sich. Ein weiteres Phänomen in dieser Phase sind die sehr raschen Augenbewegungen, die beim Schlafenden auftreten, was auch von außen durch unregelmäßige Zuckungen der Augenlider erkennbar ist. Die Ursache dafür ist bis heute unbekannt. Aus dieser Besonderheit heraus wird die allgemein gültige Bezeichnung REM-Schlaf oder REM-Phase (REM = rapid eye movements = schnelle Augenbewegungen) abgeleitet.

Eine sehr wichtige Erkenntnis der Schlafforschung jedoch war, dass der Mensch während dieser Leichtschlafphasen träumt, der REM-Schlaf also dem Traumschlaf entspricht, was zumindest teilweise die ‚paradoxen' Körperreaktionen erklärt.

Tief- und Leichtschlaf wechseln sich während der Nacht etwa vier- bis fünfmal periodisch ab. Gegen Morgen hin verringert sich allerdings die Schlaftiefe und die Traumphasen werden zeitlich länger. (Siehe Abb. 1 auf Seite 10)

Jede Schlafphase ist sinnvoll und hat ihren eigenen Stellenwert:

Tiefschlaf:

Er dient der körperlichen Erholung, insbesondere der Regeneration von Immun- und Nervensystem. Die Muskulatur entspannt sich, Herz- und Atemfrequenz verlangsamen sich und die Körpertemperatur sinkt. Beachtenswert ist, dass auch der Blutdruck allmählich abfällt und etwa gegen drei Uhr morgens seinen tiefsten Punkt erreicht. Dies ist besonders für Kreislaufkranke und Menschen mit Durchblutungsstörungen ein kritischer Zeitpunkt und erklärt u.a., warum Herzinfarkte und Gehirnschläge in dieser Zeit gehäuft auftreten.

Auch der Verdauungstrakt ‚ruht'. Er reduziert seine Aktivität

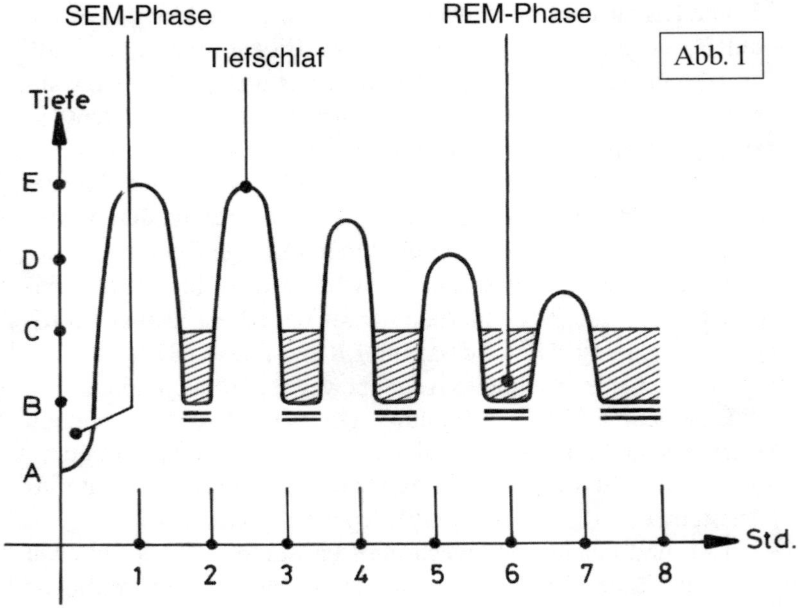

auf ein Minimum. Das ist auch der Grund dafür, dass eine üppige Mahlzeit am Abend oft bleischwer im Magen liegt und den Betreffenden am Einschlafen hindert.

Die lebenswichtigen Organe arbeiten also während der Tiefschlafphase auf Sparflamme, was jede einzelne Körperzelle zur Entgiftung und zur Regeneration nutzt. Damit schöpft der Organismus neue Kraft. Nach neueren Erkenntnissen werden all diese Vorgänge auf biochemischem Wege durch das zentrale Nervensystem (ZNS) gesteuert.

Leichtschlaf:

Er wird auch als **Traumschlaf** bezeichnet und ist somit verantwortlich für unsere psychisch-geistige Gesundheit. Der Traumschlaf räumt die Seele auf und wird damit unverzichtbar für unser seelisches Befinden. Jeder Traum, und sei er noch so verworren, hilft uns bei der Bewältigung von unverarbeiteten Erlebnissen, versteckten Wünschen oder geheimen Trieben. Über die Traumarbeit während der Leichtschlafphase baut der Mensch psychische Spannungen ab und regeneriert auf geistiger Ebene. Je stärker der geistige Aufarbeitungsprozess durch einen Traum ist, desto heftigere körperliche Reaktionen können dabei auftreten. So ist es durchaus möglich, dass der Schlafende plötzlich von einer gewissen Unruhe befallen wird, redet, stöhnt, aufschreit oder gar um sich schlägt. Das ist nichts Schlimmes und gehört zum seelischen Reinigungsprozess. Solange sich der Partner nicht gestört fühlt und eine Verletzungsgefahr für den Schlafenden ausgeschlossen ist, sollte die Traumarbeit nicht unterbrochen werden. Sie dauert im Normalfall sowieso nur wenige Minuten.

Nun behaupten viele Menschen, sie würden nie träumen. Das stimmt nicht. Jeder Mensch träumt, und zwar zwischen drei- und sechsmal pro Nacht, wie die amerikanischen Physiologen Nathaniel Kleitman und Eugene Aserinsky herausfanden, auch wenn, wie sehr häufig, nach dem Erwachen die Erinnerung daran fehlt. Die Natur hat dann lediglich die Träume mit dem Schleier des Vergessens bedeckt, geträumt aber wurde trotzdem. Und zwar eine ganz beachtliche Zeit: Bei einem Menschen mittleren Alters machen die nächtlichen Träume etwa 25% des Gesamtschlafes aus, bei älteren Menschen sinkt der Anteil der Traumphasen auf ca. 15% ab. Säuglinge haben mit der Hälfte ihres Schlafes den höchsten Traumanteil, der aber im Kindes- und Jugendalter immer weiter abnimmt.

Wissenschaftliche Versuche haben gezeigt, dass der Traumschlaf nachgeholt wird, wenn in der Nacht zuvor der Traumschlaf verkürzt oder ganz entzogen war. Der Körper holt sozusagen die versäumten Träume nach.

Wurde den Versuchspersonen jedoch über mehrere Nächte hinweg der Traumschlaf entzogen, so stellten sich bei diesen Menschen schon nach kurzer Zeit starke Unruhe und Nervosität ein, teilweise sogar bis hin zu geistiger Verwirrung. Derartige Versuche machen den enormen psychotherapeutischen Stellenwert des Traumschlafs deutlich.

Tiefschlaf und Traumschlaf sind intelligent aufeinander abgestimmt und dienen dem körperlichen und geistigen Wohle des Menschen. Um so schlimmer ist es, wenn durch nicht erkannte äußere Kräfte der ruhewillige Organismus künstlich aufgeputscht und der natürliche biologische Schlafrhythmus extrem gestört wird.

Wir wissen, dass sogenannte Schlaf-Wach-Zentren im Bereich des Zwischen- und Mittelhirns unseren Schlaf steuern. Was aber letzten Endes den Schlaf auslöst, welche endogenen Substanzen oder Impulse dafür verantwortlich sind, ist bis heute unbekannt.

Damit haftet, trotz intensiver Forschung, dem Schlaf auch heute noch etwas Mystisches, etwas Unbegreifliches an. Schlaf ist weder Bewusst- noch Bewegungslosigkeit und dennoch ist unser Bewusstsein und unsere Sinneswahrnehmung ausgeschaltet und unser Geist phasenweise in eine Welt der Träume entschwunden. Wir wechseln mehrfach die Schlafstellung, reden, stöhnen oder schnarchen, ohne es wahrzunehmen. Bekannte Geräusche registrieren wir während des Schlafens nicht, bei unbekannten dagegen schrecken wir hoch. Eine Mutter wacht bei dem leisesten Laut ihres Kindes auf, die Donnerschläge des Gewitters aber hört sie nicht. Was lässt sie erwachen, was weiterschlafen? Gibt es eine übersinnliche Kraft, die uns nachts führt, wenn unser Verstand ruht? Auch diese Betrachtungsweise des Schlafes darf nicht einfach beiseite geschoben werden. Vielleicht hat Gott den Zustand des Schlafes eingerichtet, damit ihm die Menschen wenigstens für einige Zeit des Tages zuhören:

„Denn auf eine Weise redet Gott und auf eine zweite; nur beachtet man's nicht. Im Traum, im Nachtgesicht, wenn der Schlaf auf die Menschen fällt, wenn sie schlafen auf dem Bett, da öffnet er das Ohr der Menschen und schreckt sie auf und warnt sie, damit er den Menschen von seinem Vorhaben abwende und von ihm die Hoffart tilge und bewahre seine Seele vor dem Verderben und sein Leben vor des Todes Geschoß“ (Hiob 33,14-18).

Vielleicht ist der Schlaf viel mehr als nur ein Ruhen des Körpers und ein seelischer Aufarbeitungsprozess:

„... denn seinen Freunden gibt es der Herr im Schlaf“ (Psalm 127,2).

Allgemeines zu Schlafstörungen

Schlafstörungen werden allgemein in drei grobe Sparten eingeteilt:

In Einschlafstörungen,
in Durchschlafstörungen,
in eine insgesamt zu kurze Schlafdauer.

Die häufigste Form ist die **Einschlafstörung**.

„Es ist furchtbar. Da bin ich todmüde, wenn ich abends ins Bett gehe und dann, wenn ich im Bett liege, bin ich plötzlich hellwach.“ Eine solche Aussage ist typisch für Menschen, die unter Einschlafstörungen leiden. Sie gehen zwar müde zu Bett, wälzen sich dann aber oft stundenlang – ja fast verzweifelnd – von einer Seite auf die andere. Sie grübeln nach, lesen oder stehen wieder auf. Nicht selten gesellen sich Nervosität und Herzrasen dazu. Sind die Einschlafprobleme erst einmal im Bewusstsein festgesetzt, gehen die Betroffenen schon angsterfüllt ins Bett und ärgern sich meist auch noch darüber, dass sie nicht einschlafen können, was dann erst recht am Einschlafen hindert. Ein Teufelskreis beginnt.

Den Zustand des Nicht-Einschlafens kennt jeder von uns:

Nach einer schweren Mahlzeit, vor einem aufregenden Ereignis, nach einem Streit mit dem Partner oder einem Tag voller Ärger im Büro. Körper, Seele und Geist sind aufgewühlt, im positiven wie im negativen Sinne. Derartige gelegentliche und vom Tagesgeschehen abhängigen Einschlafstörungen sind nichts Beunruhigendes, denn sie verschwinden spätestens dann wieder, wenn sich der Alltag normalisiert hat.

Echte Einschlafstörungen wiederholen sich Abend für Abend über einen längeren Zeitraum hinweg, ohne besondere Tagesereignisse, ohne gravierende Geschehnisse, ohne Kaffeekonsum und ohne Ärger mit dem Partner. Also scheinbar ‚grundlos'.

Durchschlafstörungen äußern sich dadurch, dass die betroffenen Personen zwar relativ gut einschlafen, dann aber in der Nacht überdurchschnittlich häufig aufwachen und zudem noch längere Zeit benötigen, um wieder einzuschlafen.

Diese Art der Schlafstörung ist sehr häufig bei Kindern und Kleinkindern zu beobachten. Drei-, viermal, manchmal noch öfter wachen die Kleinen in der Nacht auf, schreien, wollen aus ihrem Bett genommen werden oder klettern selbst heraus. Oft beruhigen sie sich erst wieder in den Armen ihrer Eltern oder in deren Betten. Sicherlich kann sich jeder gut vorstellen, dass dies nicht nur für die Kinder, sondern auch für die Eltern ein unhaltbarer Zustand ist.

Hier und da wacht jeder nachts einmal auf, das ist nichts Ungewöhnliches. Die einen gehen kurz auf Toilette, die anderen drehen sich um und schlafen gleich weiter. Geschieht dies einmal in der Nacht und bereitet auch das erneute Einschlafen keine Schwierigkeit, so braucht man sich wegen eventueller Schlafstörungen sicherlich keine Gedanken zu machen. Probleme liegen erst dann vor, wenn jemand Nacht für Nacht häufiger aufwacht und nicht mehr einschlafen kann. Hier muss nach der Ursache geforscht werden.

Eine weitere Form der Schlafstörung ist die **zu kurze Schlafphase**. Wie der Name schon sagt, wachen diese bedauernswerten Menschen nach einer sehr kurzen Schlafdauer auf, ohne danach wieder einschlafen zu können.

Dazu sei allerdings angemerkt, dass die benötigte Schlafdauer bei jedem Menschen verschieden und auch keinerlei Regeln unterworfen ist. So ist der allbekannte Acht-Stunden-Schlaf lediglich ein Durchschnittswert, der sich aus Befragungen und Studien über die Schlafdauer von Menschen aus den unterschiedlichsten Bevölkerungsschichten ergab. Er ist kein Muss! Jedes persönliche biologische Schlafbedürfnis kann von diesem Richtwert sowohl nach unten als auch nach oben, und das teilweise sogar extrem, abweichen.

Diejenigen, deren natürlicher Schlafbedarf nach drei bis fünf Stunden gedeckt ist, bezeichnet man als **Kurzschläfer**. Sie sind nach dieser relativ kurzen Schlafperiode frisch und munter und bewältigen wachen Geistes ihr Tagespensum. Große bekannte Persönlichkeiten wie etwa Sokrates, Napoleon oder Winston Churchill gehörten in die Kategorie der Kurzschläfer. Auch Rohköstler und strenge Vegetarier kommen mit einer wesentlich kürzeren Schlafdauer aus als der fleischverzehrende Durchschnittsbürger.

Jeder, der über zu kurzen Schlaf klagt, sollte an dieser Stelle überprüfen, ob er nicht in die Gruppe der geborenen Kurzschläfer gehört und sich nach dem Erwachen nur darüber ärgert, dass die anderen noch schlafen. Dann rate ich: Stehen Sie auf und vergessen Sie Ihre Schlafprobleme. Wenn Sie nachts allerdings wie gerädert erwachen, sich nervös von einer Seite auf die andere wälzen, weiterschlafen wollen, aber nicht können und sich dieser Zustand Nacht für Nacht wiederholt, ist von einer enormen Schlafstörung zu sprechen und dringend Handlungsbedarf gegeben.

Demgegenüber gehören diejenigen, die neun, zehn oder noch mehr Stunden Schlaf benötigen, in die Gruppe der **Langschläfer.** Sie ernten natürlich nicht immer den Respekt ihrer Mitmenschen und werden gerne als verschlafen oder langweilig abgestempelt. Ihr Tag ist nun einmal um einige Stunden kürzer. Aber nicht verzagen! Auch von Einstein sagt man, er sei Langschläfer gewesen, und dennoch hat er in der verbliebenen Zeit Erstaunliches geleistet.

Allerdings muss man hier die echten Langschläfer von den falschen unterscheiden. Während dem echten Langschläfer die Schlafdauer in die Wiege gelegt ist, ‚vergammelt' der falsche quasi seine Zeit im Bett. Er hat keine Lust aufzustehen, weil ihm der Reiz für den Tag und die Begeisterung für irgendeine Tätigkeit fehlen. Für einen solchen Menschen ist der Sinn des Tages nicht erkennbar, was ihn länger im Bett hält als nötig.

Doch zurück zur Schlafdauer. Wie Sie erkennen können, ist sie nicht von aufgestellten Normen, sondern von Ihrem individuellen biologischen Schlafbedürfnis abhängig. Natürlich ist auch dies kein starres Gebilde, sondern variabel und wird von den unterschiedlichsten Faktoren beeinflusst: vom Alter, von den Jahreszeiten, von der körperlichen und seelischen Verfassung und selbstverständlich auch vom allgemeinen Tagesgeschehen. Ein begeistertes Vorhaben wird Sie sicherlich schneller aus den Federn holen als ein gähnend langweiliger Tag oder eine unangenehme Verpflichtung. Somit ist es weniger entscheidend, wie lange Sie geschlafen haben, sondern wie frisch und erholt Sie morgens aufstehen, um mit neuer Tatkraft in den Tag gehen zu können.

Morgen-, Tages- oder Abendmensch?

Auch diese Klassifizierung gehört in das individuelle Persönlichkeitsbild eines jeden Einzelnen und darf nicht so ohne weiteres übergangen oder verdrängt werden. Denn von der Veranlagung, ob jemand ein Morgen-, ein klassischer Tages- oder eher ein Abendmensch ist, hängt sowohl der Schlafrhythmus als auch die Leistungsfähigkeit des Tages ab.

So ist für den reinen **Morgenmenschen** die Nacht gegen ca. 5.00 Uhr zu Ende, manchmal sogar noch früher. Sein Leistungshoch liegt dementsprechend in den kommenden Vormittagsstunden und am frühen Nachmittag. Am Abend jedoch hält ihn nichts mehr, er knipst das Licht aus, und zwar spätestens zwischen 21.00 und 22.00 Uhr.

Um diese Zeit beginnt der **Abendmensch** erst richtig munter zu werden. Er entwickelt Kreativität und Aktivität, die sich bis weit nach Mitternacht hinziehen kann. Er kostet sein abendliches Leistungshoch aus. Und wer abends spät zu Bett geht, schläft natürlich morgens länger, einmal um sein erforderliches Schlafquantum zu erfüllen, zum anderen weil sich seine Tiefschlafphasen zum Morgen hin verschieben.

Morgen- und Abendmenschen machen etwa die Hälfte der Bevölkerung aus, die anderen 50 Prozent dagegen sind klassische **Tagesmenschen**. Sie gehen ein bis zwei Stunden vor Mitternacht schlafen und stehen zwischen 6.00 und 7.00 Uhr auf. Ihr Leistungshoch liegt sowohl am späten Vormittag als auch am frühen Nachmittag.

Morgen- und Tagestypen kommen mit den Verpflichtungen unserer Gesellschaft am besten zurecht.

Der Abendtyp dagegen muss, wenn er eine frühe festgelegte Arbeitszeit hat, abends entweder zeitig schlafen gehen, was ganz und gar nicht seinem Naturell entspricht, oder aber unausgeschlafen aufstehen, weil er sein Schlafquantum noch nicht erreicht hat oder sich sogar in einer Tiefschlafphase befindet.

Für ihn beginnt nun der allmorgendliche Kampf ums Aufstehen und jede Minute im Bett wird ausgekostet, was ihn natürlich rasch in Zeitnot bringt. Obwohl jetzt Hektik angesagt ist, kommt sein Organismus nur schleppend in Gang. Ein Abendmensch, der sehr früh aufstehen muss, ist in den ersten Stunden des Tages unausgeschlafen und äußerst redeunlustig. Das bringt ihm bei seinen Mitmenschen sehr schnell den Ruf als Morgenmuffel ein.

Diese unterschiedlichen Schlafrhythmen sind genetisch bedingt und nur schwer wandelbar. So kann sich ein Abendmensch seinen Verpflichtungen entsprechend höchstens zum Tagestypen umgewöhnen, nie jedoch zum Morgenmenschen. Umgekehrt kann sich ein Morgentyp nicht zum Abendmenschen umfunktionieren. Lebt jemand dennoch seinem angeborenen Schlafrhythmus extrem entgegen, so können schon dadurch gravierende Schlafstörungen ausgelöst werden.

Sinnvoll wäre es, das Tagesgeschehen bzw. den Beruf auf seine Schlafveranlagung hin abzustimmen. Ein Morgenmensch beispielsweise wäre für den Beruf des Bäckers oder die Frühschichten eines Unternehmens geeignet, die Beschäftigung als Nachtwächter oder Diskjockey dagegen sollte er dem Abendmenschen überlassen. Eine selbstständige Tätigkeit mit freier Zeiteinteilung wäre für beide Schlaftypen ideal, und auch die gleitende Arbeitszeit ist für die unterschiedlichen Schlafbedürfnisse ein Weg in die richtige Richtung.

Tagestypen sind variabler. Sie können sowohl Tätigkeiten ausüben, die in den frühen Morgenstunden liegen, als auch solche, die in den Abend hineingehen.

Diese grobe Einteilung soll Ihnen helfen, sich in eine der genannten Gruppen einzuordnen, auch ob Sie Kurz- oder Langschläfer sind. Damit können Sie die Frage, ob Sie Ihrem Schlafnaturell entgegenleben, leichter beantworten.

Bei Kleinkindern ist der angeborene Schlaftypus noch nicht erkennbar. Ihr Schlafbedarf ist zu groß, um eine Tendenz feststellen zu können. Im Jugendalter dagegen kristallisiert er sich schon langsam heraus. Wenn beispielsweise ihr Kind lieber abends lernt, dafür aber morgens sehr schwer zu wecken ist, können Sie davon ausgehen, dass seine Veranlagung zum Abendmenschen tendiert. Liest oder lernt Ihr Kind aber bereits, wenn Sie zum Wecken kommen, und das regelmäßig, oder hüpft es auch Sonntags in aller Frühe quietschvergnügt aus dem Bett, dann ist die Entwicklung zum Morgenmenschen hin unverkennbar. Derartige Veranlagungen sollten so weit als möglich respektiert und auf sanfte Weise mit den gesellschaftlichen bzw. schulischen Verpflichtungen des Kindes in Einklang gebracht werden.

Echte Schlafstörungen haben tausend Gesichter und jede Möglichkeit ihnen entgegenzutreten muss in Betracht gezogen werden.

Rahmenbedingungen

Jeder Erwachsene schafft sich seine Rahmenbedingungen für einen erholsamen Schlaf selbst, und zwar nach seinen eigenen individuellen **Wohlfühl-Anforderungen**. So schlafen die einen lieber nackt, wogegen sich andere noch ein paar dicke Wollsocken überziehen oder ihr Bett mit einer Wärmflasche anwärmen. Die einen bevorzugen zum Einschlafen die Bauchlage, andere eher die Rücken- oder Seitenlage. Ältere Menschen, Herzkranke oder Asthmatiker können besser mit erhöhtem Oberkörper schlafen, während jüngere Leute in der Regel eher ein flaches Kopfkissen vorziehen.

Jeder Einzelne weiß am besten, was für ihn gut ist, und so wird er auch entscheiden, ob er lieber auf einer härteren oder eher weicheren Matratze liegt. Derartige direkte Schlafbedingungen steuern wir mit unseren Empfindungen selbst. Wir fühlen sie, können also sehr schnell beurteilen, ob sie uns genehm oder unangenehm sind. Und da es in unserer Natur liegt, es uns so heimelig und gemütlich wie möglich zu machen, werden wir das Unangenehme abstellen und das Bequeme erhalten. Und das ist auch richtig so!

Langwierige Schlafstörungen haben weder etwas mit der Schlafstellung noch mit einer zu harten oder zu weichen Matratze zu tun, auch nicht damit, ob jemand ein kühles oder ein vorgewärmtes Bett bevorzugt. Denn wäre dem Betreffenden das eine oder das andere unangenehm oder schlafhinderlich, würde er es abstellen. Dazu braucht er weder einen Arzt noch Literatur über Schlafstörungen.

Ähnlich verhält es sich mit Lärm. Der heutige moderne Mensch ist auf der bewussten Ebene aufgeklärt und informiert. Ihm ist bekannt, dass Lärm nicht nur krank macht, sondern auch seinen Schlaf empfindlich stört. Lärm ist ein enormer Reiz- bzw. Stressfaktor sowohl für die Sinne, als auch für die Seele und passt nicht zu den Wohlfühl-Kriterien. Demnach wird der Betroffene von selbst versuchen, den lästigen Geräuschpegel mit den entsprechenden Maßnahmen zu minimieren.

Beispielsweise wird derjenige, der an einer Hauptverkehrsstraße wohnt, entweder das Schlafzimmerfenster geschlossen halten, schallisolieren oder sich selbst schützen, indem er sich Watte oder Oropax® in die Ohren steckt. Schaffen all diese Vorgehensweisen keine Abhilfe, bleibt nur noch die Überlegung eines Wohnungswechsels. Wer sich durch die Straßenbeleuchtung, das Wechsellicht der Ampeln oder das grelle Licht irgendwelcher Reklametafeln gestört fühlt, verdunkelt sein Fenster oder verlegt den Schlafbereich in ein anderes Zimmer. Wohl kaum jemand mit ernsten Schlafstörungen wird zu seinem Arzt gehen und ihm sagen, er könne wegen des Lärms, der grellen Straßenbeleuchtung oder einer zu harten Matratze nicht schlafen. Derartige störende Faktoren möchte ich eher als Schlafbehinderungen bezeichnen, die jeder für sich selbst erkennen und abstellen kann. Sie haben mit echten Schlafstörungen relativ wenig zu tun! Die eigentlichen Ursachen von Schlafstörungen liegen viel tiefgründiger und sind vornehmlich in den (derzeit noch) unbewussten Bereichen des menschlichen Daseins zu suchen.

So entspricht es auch Ihren eigenen individuellen Gepflogenheiten, wie Sie zu Bett gehen, d.h. wie Sie Ihr Zubettgeh-Ritual gestalten. Ob Sie nun nach einer längeren Abendtoilette noch lesen oder meditieren oder ob Sie nur Ihre Zähne putzen, in den Schlafanzug schlüpfen und das Licht ausschalten, bleibt Ihnen überlassen. Auch hier bestimmen Ihre persönlichen Wohlfühl-Kriterien Ihre Verhaltensweisen, die natürlich Abend für Abend variieren können. Wenn Sie vor dem Schlafengehen noch das Bedürfnis verspüren, ein Fußbad zu machen oder ein entspannendes Bad zu nehmen, dann tun Sie es. Lesen Sie im Bett ruhig Ihre Lektüre, wenn Ihnen danach ist, und wenn Sie zu müde sind, dann lassen Sie es. Folgen Sie Ihrer inneren Stimme und zwingen Sie sich keine Rituale auf, die Ihrer Natur oder Ihren Empfindungen widerstreben. Die halten Sie eh nicht lange durch.

Ich weiß, dass jetzt einige Schlafforscher kritisch ihren Zeigefinger heben werden, aber ernste Schlafstörungen lassen sich nun mal nicht durch das Ändern einiger Gepflogenheiten beheben.

Es sollte eine Selbstverständlichkeit sein, auch die Wohlfühl-Kriterien der Kinder zu beachten. Alte ausgediente und durchgelegene Matratzen gehören auf den Sperrmüll und nicht in ein Kinderbett, denn sie können zu Schäden der Wirbelsäule führen und für allzu häufiges Aufwachen verantwortlich sein. Die Stärke der Bettdecken sollte den gegebenen Jahreszeiten angepasst werden, um eine angenehme Schlaftemperatur zu gewährleisten. Ein Kind, das schwitzt oder friert, wacht natürlich auf und weiß sich meist nicht zu helfen. Manche Kinderzimmer gleichen wahren Gerümpel- und Abstellkammern, was auch für Kinder nicht unbedingt eine Wohlfühl-Atmosphäre schafft. Ebenso liegt es in der Verantwortung der Eltern, störende Lärm- und Lichtquellen zu beseitigen und das Zubettgeh-Ritual so beruhigend und harmonisch wie möglich zu gestalten. Schicken Sie Ihr Kind nicht einfach ins Bett, sondern begleiten Sie es liebevoll in die Nacht.

Sie haben sich dieses Buch gekauft, um endlich wieder schlafen zu können. Schlafstörung ist keine Krankheit, Schlafstörung ist immer nur ein Symptom, das heißt die Folge einer oder mehrerer Ursachen. Demnach lässt sich eine Schlafstörung nur dann beheben, wenn eine Ursache erkannt und beseitigt ist.

Damit wir die einwirkenden Ursachen aus ganzheitlicher Sicht verstehen lernen, möchte ich mich zunächst mit dem befassen, den es betrifft: mit dem menschlichen Körper.

Der Aufbau unseres Körpers

Der Mensch ist eine Einheit aus einem sichtbaren fleischlichen Körper (grobstofflich) und unsichtbaren geistigen (feinstofflichen) Körpern. Erst diese Einheit macht ihn lebensfähig, macht ihn zu der individuellen Persönlichkeit, die er gegenwärtig ist. Diese Tatsache wird nur allzu häufig vergessen.

Gerade unsere feinstofflichen Körper übergehen wir als nicht existent. Wir begreifen sie nicht, sehen sie nicht, also gibt es sie für uns auch nicht. Seele, Geist und Aura sind nach wie vor Stiefkinder in der menschlichen, aber auch in der medizinischen Betrachtungsweise. Doch warum sollten wir an die unsichtbaren Energiekörper denken, wenn wir nicht einmal unserem sichtbaren physischen Körper Beachtung schenken? Nehmen wir nicht auch diesen tagein, tagaus als unerschöpfliches Arbeitsgerät, als stets funktionierende Selbstverständlichkeit ungeachtet hin, ohne einen Gedanken an ihn zu verschwenden?

Das ändert sich, wenn plötzlich Unpässlichkeiten, Krankheiten oder Schlaflosigkeit auftreten: Der sicht- und fühlbare Körper ruft sich mit Schmerzen, Ziepen, Ziehen oder anderen unangenehmen Erscheinungen ins Bewusstsein zurück. Erst jetzt registrieren wir ihn wieder. Wohlgemerkt nur den stofflichen Körper! Die feinstofflichen Körper, Seele und Geist, bleiben selbst bei den schwersten Erkrankungen ‚vergessen'. Und dabei sind gerade sie es, die über den Zustand unseres Gesamtkörpers entscheiden, über Heil oder Unheil, über Gesundheit oder Krankheit, über guten Schlaf oder Schlaflosigkeit.

Doch nun zum grob- und feinstofflichen Aufbau des menschlichen Körpers (Siehe Abb. 2 auf Seite 25):

Der **physische Körper** ist der sichtbare, greifbare, grobstoffliche Teil des Körpers. In ihm spielen sich alle uns bekannten biochemischen Vorgänge ab.

Der **Ätherkörper (innere Aura)** ist ein feinstofflicher Energiekörper, der formmäßig exakt unserem sichtbaren Körper entspricht und diesen mit der nötigen Lebensenergie versorgt. In ihm liegen die Energiezentren, die so genannten Chakras.

Der **Astralkörper (äußere Aura)** ist die äußere feinstoffliche Energiehülle des Menschen. Sie bietet dem physischen Körper Schutz vor negativen Umwelteinflüssen und gibt das für jeden von uns typische Schwingungsmuster, das Charisma, unsere Ausstrahlung ab.

Der **Mentalkörper** entspricht der Welt unseres Denkens, unserer Vernunft. Er wird geformt durch unsere Gedanken, unsere Wünsche und Sehnsüchte. Aus ihm entspringt unsere Kreativität.

Der **Seelenkörper (Lichtkörper)** stellt unsere emotionale Ebene dar, ist unser höheres Selbst, unser Gewissen, unsere innere Stimme; er schenkt uns unsere Intuitionen. Je reiner das Gedankengut und der Lichtkörper eines Menschen sind, desto reiner und kraftvoller sind alle übrigen Körper.

Denn was sichtbar ist, das ist zeitlich;
was aber unsichtbar ist, das ist ewig.
(2.Kor.4,18)

All diese Körper stehen nicht beziehungslos nebeneinander, sondern fließen ineinander über, ergänzen sich gegenseitig und bilden eine untrennbare Einheit.

Wie es im Leben wichtige und weniger wichtige Dinge gibt oder unser Organismus aus lebenswichtigen und untergeordneten Organen besteht, so unterliegt auch der Gesamtaufbau eines Menschen einer gewissen Rangfolge. Oberste Priorität für jeden Akt unseres Lebens besitzen Seelen- und Mentalkörper. Unsere Gedanken sind die Nahrung für unsere Seele, im positiven wie im negativen Sinne, und unser Seelenzustand wiederum ist verantwortlich für unser Befinden und unsere Gesundheit. Positive, liebevolle und freudige Gedanken kräftigen unsere

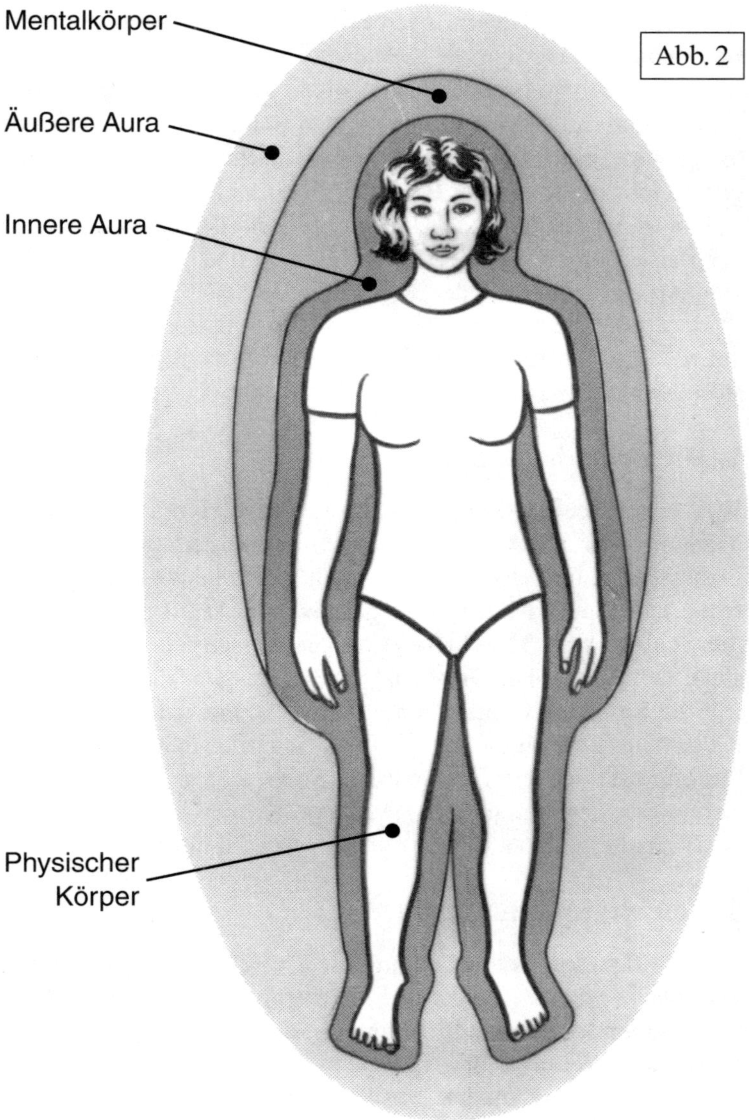

Abb. 2

Aura und unseren fleischlichen Körper. Triste, böse und negative Gedanken vergiften die gesamten Körper.

An zweiter Stelle stehen die feinstofflichen Energiekörper (innere und äußere Aura). Von ihrem Schutz und ihrer Stärke hängt wesentlich die organische Gesundheit ab. Dies ist ein ganz wichtiger Aspekt in Bezug auf die Qualität des Schlafes.

Erst an letzter Stelle der Rangfolge steht der physische, also der fleischliche Körper. Er ist auf Gedeih und Verderb von der Qualität der feinstofflichen Körper abhängig.

Dies wird besonders deutlich, wenn wir uns die *drei Erkrankungswege* betrachten, die für die Entstehung von Schlafstörungen eine entscheidende Rolle spielen:

1. Die Seele ist krank.

Weil unser Seelenkörper in untrennbarer Verbindung mit dem Mentalkörper steht, ist unser Denkvermögen herabgesetzt, Lustlosigkeit und Hoffnungslosigkeit machen sich breit. In der weiteren Folge wird die Aura geschwächt. Das bedeutet, dass die Schutz- und Abwehrfunktion für den physischen Körper stark vermindert ist. Dieser ist nun äußeren schädlichen Einflüssen ausgesetzt; das können Pilze, Bakterien, Nässe oder Kälte sein, aber auch der Einfluss negativer Menschen oder Strahlungsfelder und Elektrosmog. So ist es nur eine Frage der Zeit, wann der mangelhaft geschützte Körper erkrankt. In der Fachsprache heißt es dann: psychosomatisch bedingt.

2. Schädigung der Aura

Dieser Erkrankungsweg beginnt mit der Schwächung der Aura, und zwar vornehmlich durch Elektrosmog, geopathische Störfelder oder langwierigen Umgang mit negativ eingestellten Menschen. Weil aber die Aura nicht schmerzt oder sich anderweitig bemerkbar macht, bleibt dieser Vorgang meist unbemerkt. Unerklärbare Schlafstörungen, Kopfschmerzen, Abgeschlagenheit oder Nervosität sind meist die ersten und einzigen

Anzeichen einer fortschreitenden Schwächung der Aura. Werden die schädigenden Ursachen nicht rechtzeitig beseitigt, kommt es im weiteren Verlauf zu organischen Fehlfunktionen, die dann in schweren bis unheilbaren Krankheiten enden.

3. Schädigung des physischen Körpers

Umweltgifte, falsche Lebensweise, Stress, körperliche Exzesse oder permanente Giftzufuhr von beispielsweise Nikotin, Alkohol, Drogen, zu viele oder falsche Nahrungsmittel greifen den Organismus von innen heraus an und schwächen in der Folge die Aura. Damit lauern nun ernste Beeinträchtigungen der Gesundheit von innen und von außen und führen zu den unterschiedlichsten Krankheiten. Natürlich werden dadurch auch Mental- und Seelenkörper in Mitleidenschaft gezogen. So nehmen fortschreitende organische Erkrankungen mit Schlafproblemen, verminderter Leistungsfähigkeit, Depressionen und Wesensveränderungen ihren Lauf.

Abgesehen von den immer stärker zunehmenden Umweltgiften oder unvorhersehbaren Verletzungen, gegen die keiner gefeit ist, ist dieser dritte Erkrankungsweg nur eine Abart des ersten Weges. Denn die Gründe für unsere täglichen Verhaltensweisen entspringen letztendlich aus der Tiefe unserer Seele und unseres Geistes, aus unserem Fühlen und Denken. Fast jeder abnormen Verhaltensweise liegt der Versuch zu Grunde, ein seelisches Vakuum zu kompensieren. Ein gesunder Geist und eine gesunde Seele brauchen weder Drogen noch körperliche Ausschweifungen. Allerdings dürfen wir vor der Tatsache, dass es heutzutage kaum noch zufriedene und ausgeglichene Seelenzustände gibt, nicht die Augen verschließen.

Wer Leib und Seele trennt, hat keins von beiden.
Oswald Spengler

Werden auch Sie sich der Wichtigkeit Ihrer unsichtbaren Körper bewusst! Erst das Wissen um die Zusammenhänge von feinstofflichen und grobstofflichem Körper macht so manches angeblich Unbegreifbare begreifbar, führt aus der Eingleisigkeit des Verstandesdenkens heraus und erweitert die Bewusstseinsebene um Dimensionen. Steigen auch Sie ein in die Tiefe Ihres Körpers und begreifen Sie sich als ein Teil der universellen Schöpfung, die keineswegs an Ihrer Hautoberfläche endet.

Die Aura des Menschen

Gerade innere und äußere Aura spielen bei Schlafstörungen eine bedeutende Rolle und werden sich durch alle Bereiche dieses Buches hindurchziehen. Daher möchte ich etwas näher auf sie eingehen.

Jeder von uns kennt es: Da begegnen uns zwei Menschen, von denen der eine uns sympathisch und sofort vertraut ist, während der andere uns äußerst unsympathisch ist; wir wollen nichts mit ihm zu tun haben. Die ‚Chemie' stimmt hier nicht, und diese ‚Chemie' ist unsere Aura. Sie ist die feinstoffliche Ausstrahlung eines jeden Menschen und ihre jeweiligen Schwingungsmuster entscheiden über Zuneigung oder Ablehnung, über Sympathie oder Antipathie.

Die wichtigste Aufgabe der Aura jedoch ist es, den stofflichen Körper vor negativen Umwelteinflüssen zu schützen. Wie eine unsichtbare Glocke umhüllt sie den physischen Körper, durchströmt ihn und beeinflusst in erster Linie das Immun- und Nervensystem. Das heißt, je kraftvoller die Aura ist, desto gesünder und widerstandsfähiger ist der Mensch.

Wovon aber hängt die Stärke der Aura ab? Nun, unsere Aura hängt im wesentlichen von unserer Lebensweise, von unserem emotionalen Zustand und von dem energetischen Umfeld ab, in dem wir uns befinden. Ungesunde Ernährung, mangelnde Bewegung, Drogen, Stress, Ärger, Trauer, Unzufriedenheit oder Hass schwächen die Aura ganz empfindlich. Von Seiten des Umfeldes schädigen Einflüsse wie etwa Elektrosmog, erhöhte Erdstrahlung oder dauerhafter Umgang mit negativ eingestellten Menschen die Energiehülle nachhaltig. Dagegen wird sie durch positives Gedankengut und eine gesunde Lebensweise gekräftigt.

Unsere Aura reagiert sehr schnell auf positive oder negative Veränderungen. Sie ist sozusagen das aktuelle farbige Abbild unseres seelischen, geistigen und körperlichen Lebenszustandes.

Bei einem gesunden Menschen ragt die innere Aura (Ätherkörper) etwa 10 cm und die äußere Aura (Astralkörper) ca. einen Meter über den physischen Körper hinaus. Doch mit jedem Grad körperlicher oder emotionaler Beeinträchtigung schwinden die Kraft und der Umfang sowohl der inneren als auch der äußeren Aura. Dies kann sowohl die gesamte Aura betreffen als auch nur Teilbereiche, und zwar direkt über einem erkrankten Organ. Disharmonische Energieverhältnisse führen dann entweder zu einem *Energiemangel* oder einem *Energiestau.*

In beiden Fällen ist der natürliche gesunde feinstoffliche Austausch blockiert. Der Lebensäther, auch Prana oder Chi genannt, kann nicht mehr ungehindert fließen.

Wie alle anderen Körper auch, so ist auch die Aura keine feste Größe, sie ist wandelbar und um ständigen Energieausgleich bemüht. Wenn sie also ihre fehlende Energie weder durch den eigenen Organismus noch durch die kosmischen Naturkräfte Licht, Luft, Sonne und Erde erhält, gleicht sie ihren Mangel mit Energien aus dem näheren Umfeld aus. So entziehen beispielsweise kranke, depressive oder sehr negativ eingestellte Menschen, die ja für gewöhnlich eine sehr schwache Aura haben, ihrem gesunden Gegenüber häufig eine Menge Energie. Dies führt letzten Endes dazu, dass sich der Vitalitätsstärkere nach einem solchen Treffen regelrecht erschöpft und ausgelaugt fühlt. Zieht sich das Beisammensein, sei es nun aus partnerschaftlichen oder beruflichen Gründen, über einen längeren Zeitraum hinweg, so kann das auch für den Gesunden enorme Konsequenzen für seine Vitalität und natürlich ebenso für seine Schlafqualität haben.

Die Chakras

Wie gelangt die lebenswichtige kosmische Energie in unseren physischen Körper und wer verteilt sie? Nun, Dreh- und Angelpunkt für jegliche feinstoffliche Energien sind die Chakras. Sie sind sozusagen die energetischen Kraft- und Schaltzentralen und stellen die Verbindung zwischen grobstofflichem und feinstofflichen Körpern dar. Sie sind es, die über die feinen Energiekanäle (Meridiane) den Organismus mit der nötigen Lebensenergie versorgen.

Das Wort Chakra kommt aus der altindischen Literatursprache und bedeutet ‚Rad'. Die Buddhisten beschreiben es als ‚das Rad des Lebens und des Todes', was sehr treffend die enorm wichtige Bedeutung dieser Energiewirbel wiedergibt. Tatsächlich kann man sie sich bildlich als kreisende Radwirbel vorstellen, die aufgrund ihrer hohen Rotationsgeschwindigkeit kosmische Energie ansaugen, umwandeln und spiralförmig ins Innere des physischen Körpers weiterleiten. Das passiert während der Rechtsdrehung. Durch die Linksdrehung wird dann über die Chakras verbrauchte Körperenergie wieder nach außen abgegeben. Unter normalen gesunden Bedingungen wechseln sich aufladende Rechtsdrehung und entladende Linksdrehung bei jedem einzelnen Chakra konstant ab. Dadurch wird die benötigte Menge an Lebensenergie in den dazugehörigen Bereichen in einem harmonischen und gesunden Gleichgewicht gehalten.

Doch das ist nicht immer so. Insbesondere seelische Belastungen oder ungünstige äußere Einflüsse wie etwa Elektrosmog, Strahlungsfelder sowie mangelnde Bewegung haben einen massiven negativen Einfluss auf die Aktivität der Chakras. Sie bewirken, dass sich die Drehgeschwindigkeit eines oder mehrerer Chakras vermindert oder der Spiralwirbel zu eng wird. Dies hat zur Folge, dass der betreffende Organbereich nicht mehr ausreichend mit frischer Lebensenergie versorgt und verbrauchte Energie nur noch ungenügend ausgeleitet werden kann. Der entsprechende Funktionsbereich ist dadurch mangelversorgt und beeinträchtigt, die dazugehörigen Organe erkranken.

Obwohl der menschliche Körper über zahlreiche größere Chakras verfügt, möchte ich mich an dieser Stelle auf die acht wichtigsten beschränken (siehe Abb. 3a und 3b):

Wurzelchakra:

Es befindet sich im Bereich des Steißbeines und ist für den Energie- und Wärmehaushalt des gesamten physischen Körpers verantwortlich. Es energetisiert außerdem die Muskulatur, Knochen, Zähne, das Blut und steuert das Wachstum.

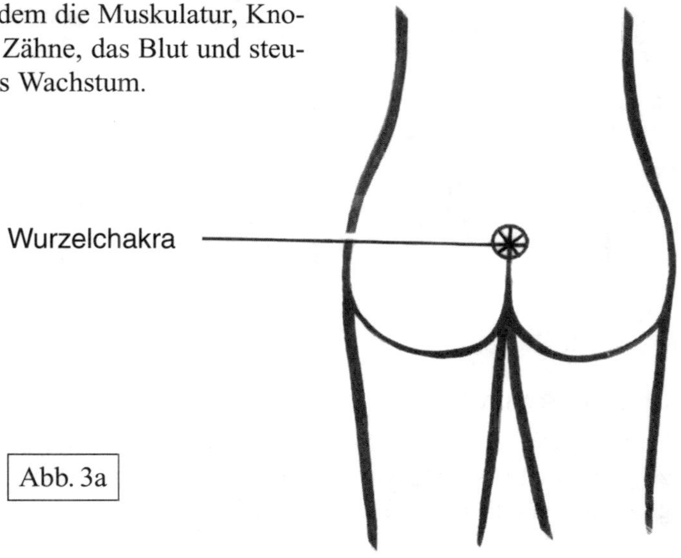

Abb. 3a

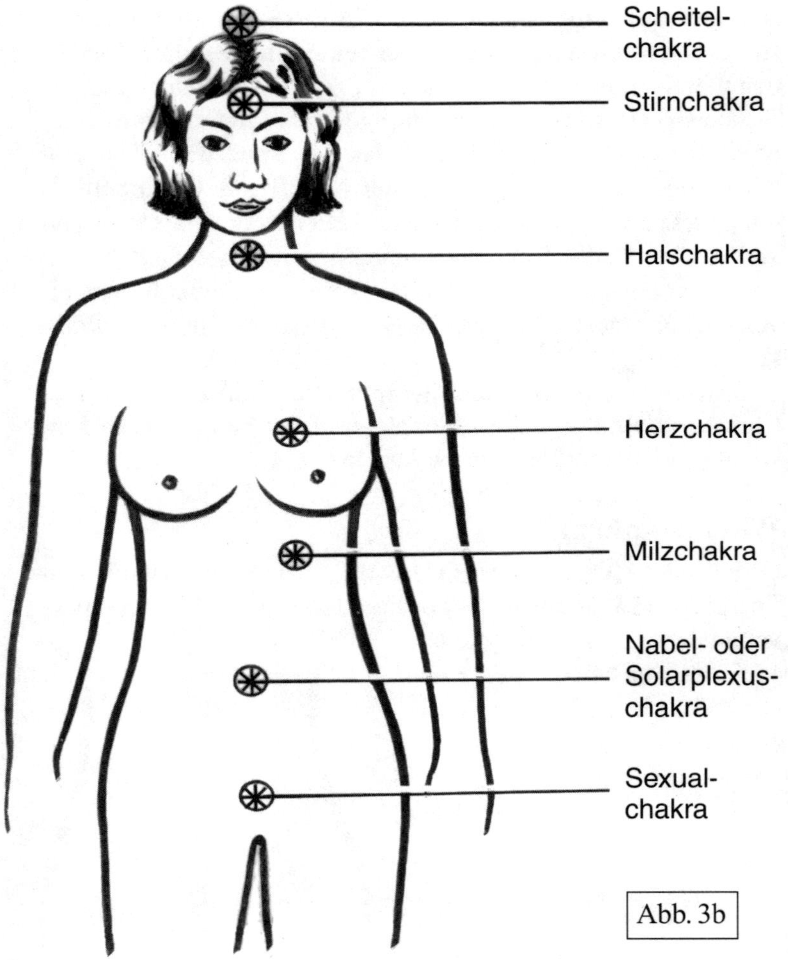

Abb. 3b

Sexualchakra:

Es liegt im Bereich des Schambeins und ist den Keimdrüsen zugeordnet. Dieses Chakra hält die Funktion der Geschlechtsorgane und der Blase aufrecht. Ein devitalisiertes Sexualchakra führt zu Erkrankungen der Geschlechtsorgane und zu Problemen in der Sexualität.

Nabel- oder Solarplexuschakra:

Dieses Chakra befindet sich oberhalb des Nabels über dem Sonnengeflecht. Es ist den Nebennieren zugeordnet, kontrolliert und energetisiert den Verdauungsbereich mit Leber, Galle, Dünn- und Dickdarm sowie die Atmungsorgane und die Haut. Gerade dieses Energiezentrum reagiert äußerst empfindlich auf emotionale Zustände wie Trauer, Ärger, Angst und Stress.

Milzchakra:

Dieses Chakra hat seinen Sitz über der Milz unterhalb des Rippenbogens und ist der Bauchspeicheldrüse zugeordnet. Das Milzchakra ist das Haupteintrittszentrum der vielfarbigen Sonnenenergie. In diesem Kraftzentrum wird die Vitalitätsenergie in die einzelnen Farbfrequenzen aufgespalten und an den übrigen Körper weitergeleitet. Ein funktionsgeschwächtes Milzchakra äußert sich in Lustlosigkeit, Müdigkeit und allgemeiner Körperschwäche.

Herzchakra:

Es liegt über dem Herzen und ist auch in erster Linie für dieses verantwortlich, weiterhin für die Lungen und das Kreislaufsystem. Sein Zuordnungsorgan ist die Thymusdrüse.

Halschakra:

Dieses Chakra liegt in der Mitte des Halses und ist der Schilddrüse zugeordnet. Es energetisiert neben der Schilddrüse auch den Halsbereich und das Lymphsystem.

Stirnchakra:

Dieses Chakra befindet sich zwischen den Augenbrauen und ist der Hypophyse zugeordnet. Augen, Nase, Nebenhöhlen und teilweise auch das Gehirn werden von ihm gesteuert. Dem Stirnchakra wird eine sehr starke Beeinflussung der Persönlichkeit zugeschrieben. Als Drittes Auge steht es für Weitblick, Intuition, kosmisches Bewusstsein und Zugang zu geistiger Führung.

Scheitelchakra:

Dieses liegt über der Schädelmitte und ist das Chakra mit der höchsten Schwingungsfrequenz. Es energetisiert die Zirbeldrüse, das Gehirn und somit den gesamten Körper.

In der christlichen Kunst wird ein höchst aktiviertes, zu vollem Glanze erstrahltes Scheitelchakra als Heiligenschein dargestellt. Er symbolisiert das Ausströmen reiner göttlicher Energie bei heiligen Menschen. Dieses Bildnis ist der Ausdruck eines reinen physischen Körpers, der sich mit tiefer Liebe und Güte und wahrem Glauben verbunden weiß, und stellt die Verschmelzung des göttlichen Prinzips mit dem eigenen inneren Selbst dar.

Da erscheint es nur verständlich, dass das Scheitelchakra äußerst sensibel auf jegliche negative Emotionen reagiert. Wut, Zorn, Neid, Trauer, Angst und negative Gedanken devitalisieren in kürzester Zeit dieses wichtige Chakra, was dann neben Kopfschmerzen und Schlafproblemen auch zu den unterschiedlichsten Störungen im gesamten stofflichen Körper führt. Im Gegensatz dazu wird das Scheitelchakra durch wahre Liebe, Zufriedenheit, Güte und insbesondere Vergebung sowie durch positives, hoffnungsvolles Gedankengut aktiviert.

Mit diesen Ausführungen über den Aufbau und die Funktionsweise des menschlichen Gesamtkörpers werden zwei entscheidende Fakten deutlich:

1. Schlafstörung und Krankheit sind eng miteinander verknüpft. Jede Erkrankung kann der Auslöser für Schlafstörungen sein und länger andauernde Schlafstörungen können Erkrankungen nach sich ziehen. Beide stehen in enger Beziehung zueinander und dürfen deshalb nicht getrennt voneinander betrachtet werden, auch deshalb nicht, weil Krankheit und Schlafstörung in vielen Fällen ein und dieselbe Ursache haben.

2. Viele ursächliche Gründe von Schlafstörungen, sei es bei Kindern oder Erwachsenen, liegen in den unsichtbaren, nämlich den feinstofflichen Bereichen, und diesen wollen wir uns nun zuwenden:

Wo man sich bettet ...

Eines haben viele Menschen mit Schlafstörungen gemeinsam: Sie hegen eine bewusste oder unbewusste Abneigung gegen ihr Bett oder ihr Schlafzimmer.

Diese Leute verspüren ein Unbehagen, wenn sie ihr Schlafzimmer betreten, fühlen sich in ihrem Schlafbereich nicht wohl. Irgendetwas stört sie an dem Zimmer, ohne dass sie es genau definieren könnten, und nicht selten äußert sich dieses Unbehagen sogar als Kälteschauer, Gänsehaut oder als unangenehmes Druckgefühl im Brustbereich. Das Unwissen über die eigentliche Ursache ihrer Missempfindungen führt fast immer dazu, dass diese Menschen ständig auf der Suche nach optischer Veränderung sind. Tapeten und Gardinen werden gewechselt, Püppchen, Figürchen, Vasen, Kerzenleuchter, Teppiche, Bilder und Seidenblumengestecke in Hülle und Fülle dekoriert. Doch was sie auch alles tun, die gewünschte wohltuende Atmosphäre der Geborgenheit stellt sich nicht ein und der Schlaf auch nicht. Das ungute Gefühl kann aber auch nur die Bettstelle betreffen. Derjenige mag zwar sein Schlafzimmer, aber sein Bett nicht. Eine unbestimmbare Kühle und Unbehaglichkeit strahlt von seinem Bett aus, in das er sich nur mit Widerwillen hineinlegt.

Egal ob sich das ablehnende Gefühl auf das Bett, auf das Schlafzimmer oder aber auf die gesamte Wohnung bzw. das

Haus bezieht, meist wird die innere Stimme unterdrückt und verdrängt. Sie unterliegt dem Verstand, der da sagt: „Du spinnst ja, das bildest du dir alles nur ein.“ Wem die Abneigung gegen sein Schlafzimmer bewusst wird, erklärt dies nicht selten mit dem Umkehreffekt: „Weil ich nicht schlafen kann, deshalb mag ich auch dieses Zimmer nicht.“

Geht es Ihnen genauso? Dann hören Sie auf Ihre innere Stimme! Sie schreit, will Ihnen sagen, dass mit Ihrem Schlafzimmer oder Ihrer Bettstelle etwas nicht in Ordnung ist. Es ist keine Einbildung, denn aller Wahrscheinlichkeit nach liegen Sie auf einem geopathischen Störfeld oder Ihr Schlafzimmer ist mit Elektrosmog durchseucht. Lassen Sie Ihren Schlafbereich von einem erfahrenen Rutengänger untersuchen, denn die von solchen Feldern ausgehende negative Energie ist es, die in Ihrem Schlafzimmer keine Behaglichkeit aufkommen lässt, und sie ist es auch, die Sie um Ihren wohlverdienten Schlaf bringt.

Während Erwachsene ihr Unbehagen verdrängen, zeigen es Kinder noch klar und deutlich. Sie wollen nicht ins Bett, nicht in dieses Bett. Natürlich wissen die Kinder nicht warum, sie verspüren nur eine innere Ablehnung, vielleicht sogar auch Angst. Verständlicherweise zögern sie das Schlafengehen über Gebühr hinaus und jede Minute des Wachbleibens wird mit Schreien, Tränen oder tausenderlei Ausflüchten erkämpft. Für die Eltern ist das Verhalten ihrer Kinder oft ein Rätsel oder es wird, und das nicht selten, als Trotzverhalten, als Boshaftigkeit oder als Machtkampf zwischen ihnen und ihren Kindern ausgelegt. Gegenseitige Aggressionen bauen sich auf und enden in einem allabendlichen zermürbenden Gefecht zwischen Eltern und Kindern.

Nehmen Sie das Verhalten Ihrer Kinder ernst und lassen Sie auch deren Zimmer untersuchen.

Es ist erstaunlich, wie wenige Menschen sich der Kunst, im Bett zu liegen, bewußt sind. Lin Yutang

Als geopathische Störfelder bezeichnet man Plätze mit krankmachender Erhöhung des natürlichen Erdmagnetfeldes, hauptsächlich über Wasseradern, Wasseraderkreuzungen, Verwerfungen oder radioaktivem Grundgestein. Deren sich aufbauende negative Energien sind es, welche die Raumatmosphäre vergiften und Ihre Missempfindungen hervorrufen. Ihre Intuition hat also recht und will Sie vor derartigen unphysiologischen Kraftfeldern schützen, die Ihnen Schlaflosigkeit und Krankheiten bringen.

Jedoch nicht nur erhöhte natürliche Strahlungen, sondern auch von Menschenhand geschaffene Energiefelder können die Raumatmosphäre krankmachend verändern. Dazu zählt in erster Linie der Elektrosmog, der durch Elektrogeräte und Stromleitungen in den Räumen direkt entsteht. Ebenso wird durch nahegelegene Überlandleitungen, Trafostationen, Bahnhöfe, Sendemasten oder Radarstationen das Raumklima vergiftet, was sich dann auf das allgemeine Wohlbefinden und selbstverständlich auch auf die Schlafqualität negativ auswirkt.

Jedes über längere Zeit einwirkende unphysiologische Kraftfeld stellt einen Angriff auf Ihr Immunsystem, auf Ihr sensibles Nervengeflecht und Ihre feinstofflichen Körper dar. In der Konsequenz entstehen daraus die unterschiedlichsten körperlichen Beschwerden, die dann in schweren oder unheilbaren Krankheiten enden können. Und irgendwo auf diesem Wege beginnen Ihre Schlafstörungen oder die Ihrer Kinder. Das heißt, überhöhte Strahlungsfelder können Ihren Schlaf auf zweierlei Arten beeinflussen:

Auf direkte Weise: Ihre Schlafstörung ist die direkte Folge eines erhöhten Energiefeldes, sei es nun eine geopathische Störzone, Elektrosmog oder eine Wechselwirkung aus beiden Faktoren.

Auf indirekte Weise: Ihre Schlafstörung ist die Folge einer Erkrankung, wobei die Ursache dieser Erkrankung ein unnatürliches Kraftfeld ist.

Wenn Sie neben Schlafstörungen morgens auch noch über Nackensteifigkeit oder Kopfschmerzen klagen, wenn Ihr Organismus nach dem Aufstehen nicht so recht in Gang kommen will und wenn Sie auf der Couch im Wohnzimmer oder im Urlaub besser schlafen als in ihrem eigenen Bett, dann können Sie mit großer Wahrscheinlichkeit davon ausgehen, dass ihre Schlafstelle durch Erdstrahlen oder sonstige Energiefelder belastet ist. Dies lässt sich durch einen erfahrenen Radiästheten feststellen.

Mein Kind, prüfe, was für deinen Leib gesund ist;
und sieh, was für ihn ungesund ist, das gib ihm nicht.
(Sirach 37,30)

Doch nun zu den Störfaktoren im Einzelnen:

Erdstrahlen

Mit dem Begriff Erdstrahlen bezeichnet man alle geologischen Gegebenheiten, die eine überhöhte Strahlungsintensität hervorbringen, also das Maß der natürlich gesunden Erdstrahlung übersteigen. Dieses findet sich über Wasseradern, Verwerfungen, geologischen Brüchen, aber auch über erzhaltigem Grundgestein, über natürlichen radioaktiven Feldern oder im Kreuzungsbereich der Globalgitternetze. Oberhalb derartiger Erdstellen baut sich ein mehr oder weniger starkes elektromagnetisches Strahlungsfeld auf, dessen überhöhtes Energiepotential einen direkten negativen Einfluss auf das organische bioenergetische Gleichgewicht nimmt.

Die medizinische Bezeichnung hierfür ist Geopathie oder geopathogene Belastung (geo- = Erde, pathogen = krankmachend).

Langjährige Erfahrungsberichte und neueste gezielte Untersuchungen zeigen, dass geopathogene Zonen, insbesondere im Schlafbereich, mitverantwortlich sind für fast alle chronischen Erkrankungen, für Krebs, Rheuma, Depressionen oder Wirbelsäulenerkrankungen, und dass sie beispielsweise für Schlafstörungen sehr häufig die entscheidende Ursache darstellen.

Warum aber liegen so unzählig viele Menschen oft jahre- oder jahrzehntelang auf derartigen Strahlungsfeldern, ohne es zu bemerken? Nun, im Laufe der Zivilisierung und Technisierung hat der moderne Mensch seine natürliche Feinfühligkeit für solche Bodeneinflüsse verloren. Er spürt den Unterschied nicht mehr, ob er sich auf einem für ihn ‚guten' oder ‚schlechten' Bodenplatz befindet. Unwohlsein und Missempfindungen werden verdrängt und die Ursachen von Beschwerden, Erkrankungen oder Schlafstörungen erst einmal im körperlichen, im sichtbaren Bereich gesucht. Natürlich spielt in den Industrieländern auch die weitverbreitete Bodenknappheit eine maßgebliche Rolle: Jedes Stückchen Land wird heute genutzt, um neuen Wohnraum zu schaffen, ungeachtet der Qualität oder der energetischen Verhältnisse.

Gottlob befinden wir uns in einer Zeit des Wandels. Der Mensch lernt wieder, die Naturgesetze zu erkennen und zu respektieren.

Wasseradern

Obwohl das Wort Wasserader heute ein allgemein bekannter Begriff ist, verraten mir die meist ungläubigen Blicke derer, denen ich nach einer Bettplatzuntersuchung sage, sie liegen auf einer Wasserader, ihre Gedanken: Was hat ein bisschen unterirdisches Wasser mit meinen Schlafproblemen oder meinen Kopfschmerzen zu tun?

Nun, Wasseradern sind unterirdische Wasserläufe in unterschiedlicher Erdtiefe und von unterschiedlicher Breite. Sie kommen auf der ganzen Welt vor. Die Stärke einer Wasserader, und damit ihre pathogene Wirkweise, hängt im wesentlichen von der Fließgeschwindigkeit des Wassers ab. Muss sich nun schnell fließendes Wasser durch ein schmales Gesteinsbett zwängen, so entstehen neben Wirbeln auch enorme Reibungskräfte, also Strom. Wirbel, Reibung und die Leitfähigkeit des Wassers erzeugen zusammen ein elektromagnetisches Potential, das jegliche nichtmagnetische Materie durchdringt und somit senkrecht über dem Wasserlauf zu messen bzw. zu spüren ist. Dieser Fall wäre jetzt eine schmale, aber sehr starke Wasserader und damit sehr gefährlich. Je nach Intensität wird eine derartige Wasserader unter Rutengängern auch als ‚Krebsader' bezeichnet. Breitere Läufe mit langsam fließendem Wasser sind dementsprechend schwächer und in ihren Auswirkungen auf den menschlichen Organismus nicht ganz so fatal.

Sicherlich, die Stärke der Kraftfelder liegt noch im Millivoltbereich. Wenn wir jedoch bedenken, dass unser Organismus, unser Gehirn oder unser Nervensystem elektrochemisch teilweise in Bereichen arbeitet, die einem Tausendstel davon entsprechen, so ist das Bombardement auf unseren Körper, das von solchen Feldern ausgeht, leicht vorstellbar.

Das Elektromagnetfeld einer Wasserader ist oberhalb der entsprechenden Stelle zu spüren, auch in Ihrem Schlafzimmer oder den Kinderzimmern, und dabei spielt es keine Rolle, ob Sie im Parterre, im sechsten oder im zehnten Stock wohnen. Im Gegenteil: Stahlbeton, Fußbodenheizungen, Rohre und Leitungen in den Böden können die Struktur und die Intensität eines solchen Strahlungsfeldes abwandeln.

Steht nun Ihr Bett direkt auf einem Platz mit erhöhter Erdstrahlung, so peitscht dieses unphysiologische Kraftfeld Ihren Körper permanent auf. Die Folge davon ist eine vermehrte Hormonausschüttung ähnlich einer Stress-Situation. Der gesamte Organismus wird von außen künstlich auf Hochtouren gehalten, und das just in der Zeit, in der er Ruhe sucht und die Zelle ihr Aktivitätspotential abgesenkt hat, um zu regenerieren.

Die gewünschte Erholung artet in Schwerstarbeit aus. Wen wundern da noch Ein- oder Durchschlafstörungen?

Natürlich reagiert der Körper nicht sofort mit schweren Erkrankungsbildern auf das Störfeld einer Wasserader. Es besteht zwischen dem Zeitpunkt des erstmaligen Ruhens in einem Bett und dem Auftreten von massiven Schlafstörungen oder sonstigen Beschwerden gewissermaßen eine Art Karenzzeit. Sie reicht von wenigen Wochen bis zu mehreren Jahren und hängt im wesentlichen von der Stärke des Störfeldes, aber auch vom Vitalitätszustand der betreffenden Person ab. Während dieser Karenzzeit greift das Strahlungsfeld in erster Linie das Immunsystem und die schützende Aura an, schwächt sie und devitalisiert die Chakras. Irgendwann kommt dann der Punkt, an dem der physische Körper dem krankmachenden Energiepotential schutzlos ausgesetzt ist, und erst dann reagiert der Organismus.

Nach meinen Erfahrungen sind es vor allem Männer mit einer täglichen kraftvollen Beschäftigung in der freien Natur, beispielsweise Bau- oder Waldarbeiter, Gärtner oder Landwirte, die derartigen unnatürlichen Strahlungsfeldern am längsten widerstehen. Allerdings schlafen auch sie auf der bekannten tickenden Zeitbombe, denn es gilt heute als gesichert, dass überhöhte Erdstrahlen eine wesentliche Mitursache von Krebs und anderen Erkrankungen ist.

Außer Schlafstörungen gibt es weitere typische Anzeichen, die auf ein geopathisches Strahlungsfeld hinweisen:

- morgens nicht in Gang kommen, Unlust, Abgeschlagenheit
- Nackensteifigkeit, Kopfschmerzen, Schwindel
- nicht ins Bett wollen, Abneigung gegen das Schlafzimmer
- müde, im Bett aber plötzlich hellwach
- Kribbeln in den Beinen, allgemeine Unruhe, Herzrasen
- Alpträume
- Wetterfühligkeit

Bei Kindern zusätzlich noch:

- häufiges Aufwachen
- jeden Morgen in einer bestimmten Bettecke zusammengerollt oder verkehrt herum liegend
- Bettnässen
- Alpträume
- nächtliches Zähneknirschen
- Hyperaktivität oder schulische Probleme

Alle Formen der Erdstrahlen erreichen ihre höchste Strahlungsintensität bei Vollmond.

Eine Mutter berichtete mir von ihrem siebenjährigen Sohn: „Es ist jeden Abend der gleiche Zirkus, wenn er ins Bett muss, und nie schläft er vor zehn, halbelf Uhr ein. Nachts wälzt er sich von einer Ecke in die andere, dann wiederum schreit er unvermittelt auf oder er steht einfach vor unserem Bett und will bei uns schlafen. Ein Problem ist auch, dass er nachts oft aus seinem Bett herausfällt." Und weiter erzählte sie mir, dass ihr Sohn tagsüber wie ‚geladen', hyperaktiv und unkonzentriert sei. „Unser zweijähriger Sohn, der auch in diesem Zimmer schläft, schläft gut", meinte sie, und lächelnd sagte sie: „Er liegt nur jeden Morgen andersherum im Bett."

Die Wohnung der Familie war nach biologischen Gesichtspunkten eingerichtet und verbreitete eine insgesamt angenehme und wohltuende Atmosphäre. Nicht jedoch das Kinderzimmer, das ich betrat, um es auszuruten. Das Bett des älteren Sohnes war komplett durch eine Wasserader belastet, das kleinere Kinderbettchen auf der gegenüberliegenden Seite im Kopfbereich. Für mich war der Grund für das Verhalten der Kinder gefunden und ich suchte nun störungsfreie Plätze für die Kinderbetten. Wie ich später erfuhr, wurden die Betten noch am selben Abend dorthin umgestellt. Es war die erste Nacht in diesem

Haus, in der beide Kinder – und so auch die Eltern – ruhig durchschliefen.

Was wir wissen, ist ein Tropfen,
was wir nicht wissen – ein Ozean
Sir Isaac Newton

Nicht immer jedoch reagiert der Organismus nach einer Bettumstellung auf einen „gesunden Platz" so prompt wie im obigen Bericht. Gerade Menschen, die über einen längeren Zeitraum hinweg auf einem intensiven Strahlungsfeld schliefen, benötigen oftmals längere Zeit, um sich an den neuen Standort oder das geschützte Bett zu gewöhnen. Sie leiden unter den ‚Entzugserscheinungen', die manchmal bis zu vier Wochen dauern können. Während dieser Zeit kann es bei den Betroffenen zu Nervosität, Kopfschmerzen, innerer Unruhe oder Tagesmüdigkeit kommen. Die Beschwerden verschwinden nach der Umstellungsphase völlig.

Wasseraderkreuzungen

Durch ein Haus verläuft nicht immer nur eine Wasserader, häufig sind es mehrere. Besonders kritisch sind jene Stellen, an denen sich die Wasseradern kreuzen. Über derartigen Plätzen ist die Strahlungsintensität um ein Vielfaches erhöht.

Eine Wasseraderkreuzung wurde mir selbst fast zum Verhängnis. Doch das wusste ich damals noch nicht.

Mein Mann und ich hatten uns ein Haus gekauft und damit den lang ersehnten Wunsch nach den eigenen vier Wänden erfüllt. Es dauerte gar nicht lange, bis bei mir die ersten Schlafstörungen auftraten, die mir bis dahin fremd waren. Morgens stand ich wie gerädert auf, hatte Rückenschmerzen und es verging fast der ganze Vormittag, bis ich so richtig zu mir fand.

In der Nacht auf den 4. November 1980 wurde ich mit einer schweren Gehirnblutung ins Krankenhaus eingeliefert. Dort fiel ich ins Koma. Vier Wochen lang. Und wie ich später erfuhr, war meine Überlebenschance sehr gering.

Nachdem auf der Intensivstation keine Besserung meines Zustandes eintrat, verlegte man mich in ein Stationszimmer, vielleicht zum Sterben, ich weiß es nicht. Meine Zeit aber schien noch nicht gekommen zu sein, denn just in diesem Zimmer erholte ich mich binnen weniger Tage derart, dass die Ärzte von einem Wunder sprachen.

Zwei Wochen später wurde ich ohne jegliche Behinderungen, d.h. ohne die üblichen Ausfallerscheinungen wie etwa Lähmungen, Seh- oder Sprachstörungen aus dem Krankenhaus als geheilt entlassen. Sowohl Blutungsquelle als auch Ursache konnten nie festgestellt werden.

Fast genau ein Jahr danach wurde ich ins gleiche Krankenhaus mit einer schweren Meningitis eingeliefert. Auch diesmal konnten weder Erreger noch mögliche Ursache ermittelt werden.

Kurz darauf begann ich das Studium der Naturheilkunde und hörte dort zum erstenmal etwas über Wasseradern und geopathische Störfelder. Das Thema faszinierte mich und ich glaubte, der Ursache meiner Gehirnblutung näher gekommen zu sein. Wir baten eine erfahrene Rutengängerin, unser Haus zu untersuchen, und ihre erste Aussage über meine Bettstelle war ebenso frustrierend wie befreiend: „Wenn in diesem Bett schon einmal jemand gestorben ist, dann entweder an einem Gehirnschlag oder einem Gehirntumor.“ Sie erklärte uns, dass sich genau in meinem Kopfbereich zwei starke Wasseradern kreuzten und der Spiegel an der Kommode die negative Wirkung noch verstärke. Als die Dame weg war, zögerten wir keinen Augenblick und stellten sofort das komplette Schlafzimmer um.

Ich weiß nicht, was passiert wäre, hätte mein Bett noch länger an dieser Stelle gestanden. Vielleicht wäre die Prophezeiung der Ärzte tatsächlich eingetreten: Eine zweite Blutung ist eher wahrscheinlich als unwahrscheinlich und die Überlebenschance dann gleich null. Das ist jetzt zwanzig Jahre her.

Gott sei Dank wies mich die Rutengängerin damals auf die Umstellungsphase hin: „Das können die gleichen Entzugserscheinungen sein, als wenn jemand mit dem Rauchen oder dem Trinken aufhört", klingt es noch in meinen Ohren, „aber halten Sie ja durch!" Nun, ganz so schlimm war es nicht, aber ab und zu stellte ich mich dennoch bewusst auf den besagten Kreuzungsbereich, um mich ‚aufzuladen'. Nach drei Wochen war der Spuk vorbei, mir ging es blendend und ich schlief wie ein Murmeltier.

Ich verspürte den Wunsch, mein Wissen über Erdstrahlen und Elektrosmog zu erweitern, was ich dann auch tat. Ich erlernte das Rutengehen, das Pendeln und stieg immer tiefer ein in die Welt des Unsichtbaren, in jene faszinierende Welt, die jenseits unseres begrenzten Verstandesdenkens liegt.

Verwerfungen

Eine weitere Form der Störfelder sind Verwerfungen. Auch über ihnen ist das natürliche Erdmagnetfeld bis weit in den pathogenen Bereich erhöht. Bei Verwerfungen handelt es sich um unterirdische Felsspalten und geologische Brüche, an deren Verschiebestellen es zu einer massiven Wechselwirkung zwischen unterirdischen Magnetfeldern, Mikrowellen, mitunter auch radioaktiver Strahlung und den verschiedenartigsten Gesteinszusammensetzungen kommt. Ebenso wie Wasseradern stellen Verwerfungen eine wesentliche Ursache für Schlafstörungen dar.

Globalgitternetze

Zudem wird unsere Erde von sogenannten Globalgitternetzen durchzogen. Wir kennen das *Hartmann-Gitter* und das *Curry-Gitter*. Beide sind nach den jeweiligen Entdeckern benannt. Die energetischen Längsstreifen des Hartmann-Gitters (nach Dr. med. E. Hartmann) sind etwa 20 cm breit und verlaufen im Abstand von ca. zwei Metern in Nord-Süd Richtung, die Querstreifen mit einem Abstand von 2,5 Metern in Ost-West-Richtung. Interessant ist hierbei der sogenannte Doppelstreifen. Alle zehn Meter verdoppelt sich die Breite sowohl der Längs- als auch der Querstreifen des Hartmann-Gitters. Eine eindeutige Erklärung für das Phänomen Globalgitternetz gibt es nicht. Vermutet werden Zusammenhänge zwischen Erdkern, Lufthülle und den Gravitationseinwirkungen von Mond und Sonne.

Im Winkel von 45° zum Hartmann-Gitter verläuft das *Curry-Gitter* (nach Dr. med M. Curry). Auch diese Streifen sind etwa 20 - 30 cm breit und überziehen im Abstand von 2 x 2 Metern die Erde.

Relevant in Bezug auf Schlafstörungen sind vor allem die Kreuzungen der Gitternetze in Verbindung mit Wasseradern oder Verwerfungen. Hierbei entstehen teils fatale Wechselwirkungen, die sich zudem bei Vollmond noch verstärken.

Schlafrichtung

Eine nicht unerhebliche Rolle für gesunden Schlaf spielt die Schlafrichtung. Sie hat zwar in erster Linie nichts mit geopathischen Störfeldern zu tun, jedoch mit dem Erdmagnetfeld. Grundsätzlich sollte jeder bemüht sein, in Nord-Süd-Richtung zu schlafen, d.h. mit dem Kopf gen Norden. Dies ist die beste Schlafposition und hängt mit den unterschiedlichen Kräften von Nord- und Südpol zusammen. Die Erfahrung zeigt, dass Menschen, die entgegen dieser Richtung schlafen, also mit dem Kopf gen Süden, verstärkt unter Schwindel, Kreislaufstörungen, Kopfschmerzen und Hypotonie leiden. Noch zu vertreten ist die Schlafrichtung mit dem Kopf gen Osten. Die Westseite erweist sich ebenfalls als ungünstig. Eine plausible Erklärung für die Auswirkung der Schlafrichtung steht allerdings noch aus.

Was tun bei geopathischen Störfeldern?

Wasseradern oder Verwerfungen lassen sich weder verschieben noch irgendwie entfernen. Sie sind einfach da und ihr teils massives krankmachendes Strahlungsfeld mit ihnen. Die erste Maßnahme sollte daher sein, dem energetischen Störfeld als Schlaf- oder Arbeitsplatz auszuweichen, d.h. das Bett oder den Schreibtisch an eine derzeit strahlungsfreie Stelle zu verschieben.

Wie wir aber alle wissen, ist das leider nicht immer möglich. Einbauschränke, Dachschrägen, Anordnung von Türen und Fenstern, wuchtige Bettaufbauten oder extrem kleine Wohnungen lassen in der Praxis häufig ein Umstellen der Möbel nicht zu. Auch habe ich es schon erlebt, dass Wohnungen und Häuser derart von Erdstrahlen durchzogen waren, dass kaum ein ungestörter Bettplatz zu finden war.

Zudem lässt sich beobachten, dass als Folge der globalen Technisierung ein großer Teil der Strahlungsfelder instabil geworden ist und sie somit ihre Lage verändern können. Das reine Umstellen des Bettes bietet somit keine Sicherheit. Zudem gibt es Störfelder, die ihre Negativenergie im gesamten Raum verteilen und somit die Raumatmosphäre insgesamt äußerst ungünstig beeinflussen. In allen Fällen jedoch müssen Abhilfe geschaffen und die krankmachenden und schlafstörenden Energieeinwirkungen auf ein Minimum reduziert werden. Dafür gibt es einige gute und sehr wirkungsvolle Möglichkeiten:

Einen recht guten Schutz bieten beispielsweise *Kokosmatten* oder *Kokosrollfilz*. Unter das Bett gelegt, dämpft Kokos das negative Energiefeld ab, und zwar unter den pathogenen Bereich. Kokosrollfilz ist in fast jedem Bauhaus oder Baustoffhandel erhältlich und hat den Vorteil, dass man ihn auf Bettgröße zuschneiden oder zuschneiden lassen kann. Aber auch größenmäßig passende Kokosmatten lassen sich problemlos unter ein Bett schieben.

Ich persönlich arbeite seit einiger Zeit mit den von Dr. rer. nat. Paul Schweizer entwickelten *IMUNA-Decken.* Sie bieten einen hervorragenden Schutz vor der schädlichen Wirkung negativer Strahlungsfelder *und* tragen zur Beseitigung der durch sie verursachten geopathogenen Belastung bei. Das gesamte Programm besteht aus naturbelassener Baumwolle oder Schafschurwolle. Aufgebaut ist dies auf einem gitterartigen textilen Grundgewebe, das so berechnet und ausgelegt ist, dass sich die negativen Anteile der Strahlungsfelder unter und über einer solchen Decke nicht ausbilden können. Das IMUNA-Bett-System vermittelt nicht nur ein kuschelig weiches und temperaturausgeglichenes Schlafgefühl, es gewährleistet auch, dass eine chronisch geopathogene Belastung in der Regel nach 2 bis 3 Nächten nicht mehr auftritt. Diese Verbesserung des Gesundheitszustandes kann beispielsweise mit dem Biofeldtest am Patienten oder seiner Blutprobe nachgeprüft werden. Zahlreiche Erfahrungsberichte sowohl von Medizinern als auch von IMUNA-Benutzern sowie Prüfungen von anerkannten Radiästheten bestätigen die positive Wirkung dieser Decken.

Zusätzlich arbeite ich mit den *Bio-Energie-Generatoren* der Firma Medea und habe damit ebenfalls die besten Erfahrungen gemacht. Es handelt sich hierbei um dünne Energieplatten, deren Schwingungsinformationen speziell gegen Erdstrahlen konzipiert sind. Die recht preiswerten Platten entstören, je nach Stärke des geopathischen Feldes, eine Risikozone von bis zu 100qm und können unter jeden Teppich gelegt werden. Der Vorteil einer solchen Energieplatte ist, dass sie nicht nur punktuell gegen das Störfeld wirkt, sondern insgesamt das feinstoffliche Raumklima entscheidend verbessert. Ein Bio-Energie-Generator lädt sich nicht negativ auf und verschleißt nicht.

Haben Sie *gewachsene Schafsfelle* im Haus? Dann legen Sie diese unter ihr Bett. Auch sie bieten einen recht guten Abschirmeffekt. Eine Schafswollauflage auf oder unter der Matratze schützt zusätzlich, reicht aber als alleiniger Schutz nicht aus!

Doch Vorsicht: Die Schafsfelle laden sich nach einer gewissen Zeit selbst negativ auf und geben diese krankmachende Energie wieder an Sie ab! Daher ist es wichtig, die Schafsfelle mindestens zweimal im Monat am Fenster kräftig auszuschütteln und sie anschließend einige Stunden an der frischen Luft liegen zu lassen.

Bei stärkeren Wasseradern, Verwerfungen, aber auch in Kreuzungsbereichen oder bei schweren Erkrankungen würde ich die Schafsfelle allerdings nicht empfehlen, weil sie aus dem oben genannten Grund keinen dauerhaft sicheren Schutz gewährleisten.

Der *Rosenquarz,* schon von den Römern und Griechen als der Stein der Liebe verehrt, besitzt ebenfalls eine Strahlen absorbierende Wirkung. Seine feinen Schwingungen reichen allerdings nicht aus, um stark ausstrahlende geopathische Felder zu kompensieren. Sich hier alleine auf einen Rosenquarz zu verlassen, erachte ich für äußerst gewagt. Als zusätzliche Maßnahme jedoch ist er empfehlenswert. Er ‚schluckt' nicht nur negative Energien, seine Ausstrahlung trägt auch wesentlich dazu bei, das feinstoffliche Raumklima zu verbessern. Dies tun im übrigen fast alle Steine aus der Familie der Quarze, sei es nun der *Amethyst,* der *Bergkristall,* der *Rauchquarz* oder der *Schwingquarz*. Sehr in Mode gekommen sind die wunderschönen *Salzkristalllampen*. Auch ihre positiven Schwingungen verbessern das Raumklima erheblich.

Heilsteine sind ein Geschenk der Natur, deren Kräfte wir nutzen sollten. Sie erwerben also nicht nur ein dekoratives Schmuckstück für Ihr Heim, sondern auch ein Stück verbesserte Lebensqualität. Und hier gilt:

Je größer der Stein, desto besser. Für ein Zimmer mittlerer Größe sollte der Quarzstein einen Durchmesser von mindestens 12 - 15 cm haben.

Achten Sie jedoch unbedingt auf eine regelmäßige Reinigung der Steine! Weil auch sie die Negativenergie aus der Umgebung aufnehmen, müssen die Steine etwa alle 4 bis 8 Wochen – kleinere Steine entsprechend häufiger – energetisch gereinigt werden. Halten Sie dazu die Quarze ein paar Minuten unter fließend kaltes Wasser und legen Sie die Steine anschließend zum Aufladen einige Stunden in die Sonne.

Einen optimalen Schutz vor negativen geopathischen Feldern erreichen Sie durch:

- Umstellen des Bettes auf einen derzeit strahlungsfreien Platz,
- zusätzliches Abschirmen durch eine *Kokosmatte* unter dem Bett und / oder eine *Imuna*-Decke auf der Matratze,
- einen *Bio-Energie-Generator* in der Mitte der Wohnung oder des Kellers,
- evtl. einige in den Räumen verteilte *Quarzsteine*.

Mit diesen Maßnahmen haben Sie schon die besten Voraussetzungen für einen erholsamen Schlaf und gute Gesundheit geschaffen.

Nicht selten zeigt sich bei kranken Menschen, welche durch geopathische Störfelder belastet sind, eine gewisse Therapieresistenz. Die verschiedenartigsten Behandlungen schlagen nicht an oder verlieren sehr schnell an Wirkung. Der Heilungsprozess will nicht so recht in Gang kommen. Dies ändert sich oft schlagartig, wenn die geopathische Belastung, beispielsweise durch eine IMUNA-Auflage, beseitigt ist.

Es werden heute die verschiedenartigsten Abschirmgeräte und -möglichkeiten angeboten, teilweise für sehr viel Geld und nicht selten von zweifelhafter Wirkung. Bevor Sie sich ein teures Gerät zulegen, prüfen Sie es und informieren Sie sich zusätzlich nach preiswerteren Alternativen. Bedenken Sie aber auch, dass sich manche Abschirmgeräte selbst mit den negativen Energien aufladen und nach einiger Zeit ihre positive Wirkung verlieren können.

Vor geraumer Zeit untersuchte ich das Haus einer Familie. Sowohl die Eltern als auch die Kinder klagten über massive Schlafstörungen und über die unterschiedlichsten körperlichen Beschwerden wie Kreislaufprobleme, unerträgliche Nervenschmerzen in den Beinen, eine nicht heilende Operationswunde, Bettnässen u.s.w.

Das Bett des jüngsten Sohnes war am stärksten belastet und das der Mutter stand auf einer Wasseraderkreuzung. Ebenso waren die Bettstellen des Vaters und die der anderen Kinder mehr oder weniger mit Strahlungsfeldern durchzogen. Alle Familienmitglieder schliefen auf Federkernmatratzen. Dort, wo es möglich war, stellten wir die Betten um, schützten aber jedes Bett mit einer IMUNA-Decke und / oder einer Kokosmatte. Zur Verbesserung des Raumklimas legten wir einen Bio-Energie-Generator aus. Das Ergebnis war, dass nun die gesamte Familie durchschlief, die Nervenschmerzen der Mutter fast gänzlich verschwanden und die Operationswunde des Vaters zu heilen begann. Der jüngste Sohn schlief ebenfalls durch und das Bettnässen reduzierte sich, nach Angaben der Mutter, auf bisher einmal.

Auch Sie können Erdstrahlen ausfindig machen.

Alles was Sie für diese einfache Methode brauchen, ist ein handelsüblicher Zwei-Meter-Zollstock und etwas Konzentration.

Bilden Sie aus Ihrem Meterstab zuerst ein umgedrehtes V, d.h. vier Teilglieder nach oben, vier Teilglieder wieder nach unten. Die restlichen zwei Teilglieder lassen Sie zusammen und biegen sie nach rechts weg. (Siehe Abb. 4) Dieser Auslauf dient Ihnen als stabiler Griff. Stellen Sie nun die grifflose Seite auf Ihre linke Handinnenfläche, umfassen Sie mit der rechten Hand den ausgestellten Griff. Üben Sie ein paar Minuten, indem Sie versuchen, die „Antenne“ stabil senkrecht zu halten. Die V-Spitze zeigt dabei nach oben.

Abb. 4

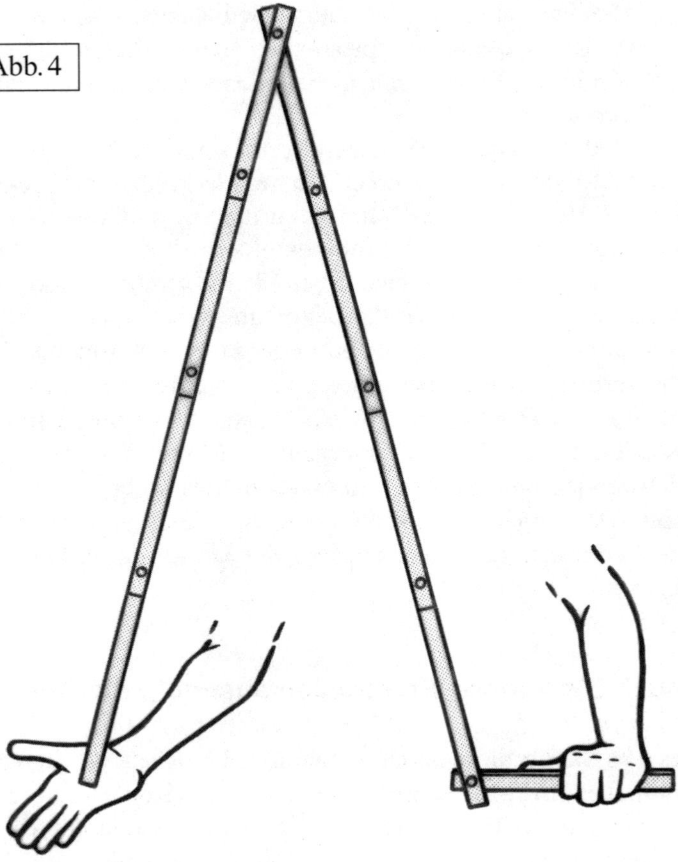

Schreiten Sie nun langsam das Zimmer ab, konzentrieren Sie sich dabei auf die Antennenspitze. Kommen Sie in den Bereich eines Störfeldes, werden Sie die energetischen Kräfte im Meterstab spüren und die Spitze der Antenne zieht nach unten. Je stärker Sie dagegenhalten müssen, um die Antenne wieder in die Senkrechte zu bekommen, desto stärker ist die Energie des Feldes. Sind Sie über den Störstreifen hinaus, lässt sich der Meterstab wieder mühelos aufrichten.

Sie staunen, welche Kraft sich dabei entwickelt? Nun, dann gehen Sie einmal Ihr Schlafzimmer in allen Richtungen ab. Es ist durchaus möglich, dass Sie auf solchen Energien Nacht für Nacht schlafen und Ihr ruhender Körper ihnen dabei hilflos ausgesetzt ist.

Machen Sie diesen Rutengang auch im Beisein von ungläubigen Familienmitgliedern und Sie werden sehen, die Neugier siegt. Mit dieser leicht erlernbaren Form des Rutengehens, die ich vor über zehn Jahren durch den bekannten Radiästheten Herrn Bubenik kennenlernte, konnte ich schon so manchen Skeptiker von den enormen Kräften der Erdstrahlen überzeugen. Selbstverständlich können Sie ebenso mit einer üblichen Rute oder einem Pendel vorhandene Erdstrahlen ausfindig machen. Wichtig jedoch ist, dass Sie in der Anfangsphase Ihre Ergebnisse von einem erfahrenen Rutengänger überprüfen lassen. Sind pathogene Felder in den Schlaf- oder Arbeitsbereichen vorhanden, sollten Sie die entsprechenden Schutzmaßnahmen treffen. Je schneller, desto besser.

Haustiere und Pflanzen

können ebenfalls ein Gradmesser für Störfelder sein. Ein Hund, der sich seinen Ruheplatz selbst aussuchen darf, wird sich niemals auf ein erhöhtes Strahlungsfeld legen, eine Katze jedoch sucht sie, lädt sich damit auf. Kühe im Stall erkranken und ihre Milchleistung lässt nach, wenn ihr Standplatz durch Erdstrahlen belastet ist, dagegen verlaufen Ameisenstraßen fast ausschließlich auf Wasseradern. Sehr viele Pflanzen gedeihen auf gestörten Stellen nicht, gehen trotz liebevoller Pflege ein. Allerdings sollte sich der Mensch auf derartige vage Hinweise bezüglich Störfelder nicht verlassen. Es gibt eine Reihe von Pflanzen, die auch auf Strahlungsfeldern sehr gut wachsen, und Ihre Katze kann sich in Ihrem weichen warmen Bett auch ohne Wasserader wohl fühlen.

Störfelder können sich verändern

Wie im vorangegangenen Kapitel bereits erwähnt, sind geopathogene Felder nicht stabil. Wer schon einmal sein Haus oder seine Wohnung auf Erdstrahlen hin hat untersuchen lassen, sollte dies im Abstand von 5 bis 10 Jahren oder nach plötzlich auftretenden Schlafstörungen oder Krankheiten erneut kontrollieren lassen.

Unterirdische Wasserläufe oder Verwerfungen können ihre Intensität, ihre Breite und ihren Verlauf ändern. Dies passiert entweder durch unterirdische Erdstöße oder durch Baumaßnahmen in der näheren Umgebung. Schon heute lassen sehr viele Bauherren ihr Grundstück vor Planungsbeginn auf Wasseradern, Verwerfungen oder sonstige geopathische Störfelder untersuchen, um die Schlaf- und Arbeitsbereiche an strahlungsfreien Stellen einzuplanen. Das ist verantwortungsvoll und ein Stück in die richtige Richtung. Trotzdem muss nach Fertigstellung des Eigenheims, wenn es sich um ein ganzes Neubaugebiet handelt, nach Fertigstellung aller umliegenden Häuser, die Lage der Störfelder innerhalb des Hauses noch einmal überprüft werden. Sie könnten sich verschoben, verbreitert oder die Intensität verändert haben.

Lieber Leser, dieses Kaptitel möchte ich mit einem, so hoffe ich, denkwürdigen Gedankengang zum Abschluss bringen:

Herr Jemand leidet an Einschlafstörungen, weil er auf einem starken geopathischen Störfeld liegt, was er aber nicht weiß. Sein Arzt verschreibt ihm ein Schlafmittel, das er auch regelmäßig einnimmt. Was passiert? Das Strahlungsfeld putscht seinen Körper künstlich auf und dieser wehrt sich mit den unterschiedlichsten Reaktionen. Der gesamte Organismus kämpft gegen das äußere Bombardement an, welches da auf ihn einwirkt. Doch nun kommt das Beruhigungsmittel von innen, das, wiederum auf künstliche Weise, den Abwehrkampf lahmlegt, sozusagen betäubt. Wie lange, glauben Sie, kann das gutgehen? Ein Jahr, drei Jahre, zehn Jahre? Und wer wird in diesem ungleichen Gefecht der Sieger sein? Die Kraft des Störfeldes oder unser Herr Jemand?

Metalle im Schlafzimmer

Auch Metallgegenstände in Ihrem Bett oder in seiner Nähe können eine Ursache oder eine Mitursache für Ihren schlechten Schlaf sein.

Alles, was existiert, ist eine Form der Energie. Diese Gesetzmäßigkeit herrscht im ganzen Universum, nicht nur bei Menschen, Tieren, Pflanzen, sondern auch bei den als tot bezeichneten materiellen Dingen, denn sie alle beruhen auf dem Grundbaustein der Schöpfung, dem Atom. Und wo Energie ist, da ist auch Schwingung. Das heißt, alles und jedes besitzt seine ihm ganz eigenen typischen Schwingungsmuster. Ein sehr gutes Beispiel hierfür ist die Wirkweise der Heilsteine. Eine angeblich tote, leblose Materie verfügt über heilende Energien und Schwingungen.

Was aber für diese Steine gilt, gilt erst recht für Metalle, denn das chemische Element Metall besitzt gleich drei Eigenschaften, die sich für den Schlafbereich als ungünstig erweisen:

Erstens: Metalle haben eine sehr hohe Eigenschwingung, die jeder Feinfühlige spüren kann.

Zweitens: Metalle sind hervorragende Leiter für Wärme, Strom und Funkwellen.

Drittens: Einige Metalle besitzen die Fähigkeit, Magnetfelder aufzubauen.

Alle diese Eigenschaften können im Schlafzimmer die gleichen fatalen Auswirkungen auf die Schlafqualität eines Menschen haben wie Erdmagnetfelder.

Ich wurde zu einem Ehepaar gebeten, das unter schweren Schlafstörungen, Nachtschweiß und Kopfschmerzen litt. Und das war kein Wunder, denn das ganze Schlafzimmer war ein einziges massives Energiefeld: Ein riesiger Spiegelschrank zierte die rechte Seite, das eheliche Bett aus Schmiedeeisen stand genau gegenüber, daneben die passenden metallenen Nachttische. Schmale, langarmige Halogenlampen sorgten neben einer ausladenden Deckenleuchte für das richtige Leselicht. Ein stummer Diener im Eck und ein Stuhl neben der Tür, natürlich auch alles aus Metall, waren weitere Einrichtungsgegenstände.

Dieses Paar wunderte sich schon sehr lange darüber, dass ihr sonst so anhänglicher Hund dieses Zimmer mied und sich lieber auf dem Vorplatz zum Schlafen legte, obwohl, wie sie mir sagten, das Schlafzimmer durch keine Wasserader belastet sei. Das habe der Vorgänger bereits überprüfen lassen. Diese Aussage konnte ich bestätigen.

Nun beschrieb ich ihnen die negative Wirkung von metallischen Schwingungen und Spiegeln auf das sensible Energiefeld ihres Körpers und riet ihnen für einige Zeit, versuchsweise im Wohnzimmer zu schlafen. Der Ehemann protestierte heftig: Das mache er nicht, das sei eh ‚alles Humbug'.

Später konnte ich erfahren, dass sie mit dem Kauf eines neuen Schlafzimmers noch sehr lange gewartet hatten. Als dann aber weitere körperliche Beschwerden auftraten, entschieden sie sich für Schlafzimmermöbel aus Holz, diesmal ohne Spiegelschrank, und verbannten auch die sonstigen Metallgegenstände aus ihrem Schlafzimmer. Nach etwa 14tägiger Umstellungsphase stellte sich der gesunde Schlaf wieder ein und auch die anderen Beschwerden verschwanden.

Ein Dorn der Erfahrung ist mehr wert
als eine ganze Wildnis der Warnung.
J. R. Lowell

In dem soeben beschriebenen Schlafzimmer befanden sich extrem viele Metallstücke, kombiniert mit einer Spiegelfront. Doch selbst ein einzelner Metallgegenstand in der Nähe des Bettes kann die betroffenen Personen um ihren Schlaf bringen, nämlich dann, wenn er die Funktion einer Antenne übernimmt:

Es ist schon eine geraume Zeit her, dass mich ein älterer Herr bat, seine Wohnung auszuruten. In dieser Wohnung schlafe er weitaus schlechter als in der vorherigen, meinte er, und das, obwohl sein Bett nicht auf einer Wasserader stehe, wie sein Schwiegersohn bereits ausgerutet habe. „Vor allem mit dem Einschlafen habe ich Probleme“, erzählte er mir. „Etwa eine halbe Stunde nach dem Zubettgehen werde ich unruhig und mein Herz fängt an zu rasen. Am liebsten würde ich dann aufstehen und davonrennen. Aber wahrscheinlich ist das im Alter eben so.“

Der Mann hatte recht, sein Bett stand etwa einen Meter außerhalb der Störzone, die am Rande des Zimmers verlief. Doch gerade darauf – und das in Kopfhöhe – stand ein vierarmiger Kleiderständer aus Messing, an dem diverse Gürtel und einige metallene Kleiderbügel hingen. Das Energiepotential, das von diesem Ständer ausging, war enorm und auch noch in der gesamten oberen Hälfte seines Bettes zu spüren. Wir stellten den Kleiderständer samt Bügel und Gürtel in ein anderes Zimmer. Damit war, wie ich kurz darauf erfuhr, sein Einschlafproblem beseitigt.

Metallgegenstände im Schlafzimmer sind allerdings oft nur ein Puzzleteil im Gesamtbild der Schlafstörung. Meist gesellen sich noch Spiegel, Elektrosmog und Erdstrahlen dazu, womit sich die Wechselwirkungen der negativen Schwingungs- und Strahlenpotentiale und damit der Angriff auf den ruhenden Körper multiplizieren oder potenzieren.

Leider sind heutzutage auch die *Kinderzimmer* davon nicht ausgenommen. Chromregale, Metallschränke, Plastikkästen mit Metallautos, die auf Wasseradern stehen, Metallsprungrahmen unter der Federkernmatratze, dazu die Stereoanlage mit den passenden Lautsprecherboxen in Kopfnähe, Fernseher, Computer und, und, und ... Das sich aus all diesen Einzelfaktoren zusammensetzende Kraftfeld belastet in erster Linie die feinstofflichen Körper und das Immunsystem der Kinder. Sie werden durch das Energiepotential im wahrsten Sinne des Wortes ‚aufgeladen', aggressiv, unkonzentriert und nervös bis hin zu hyperaktiv, worunter selbstverständlich neben den schulischen Leistungen auch der Schlaf leidet. Sehr viele Kinderzimmer gleichen heute in der Regel besseren Waren- und Elektroniklagern, die jegliche wohltuende harmonische und zur Regeneration notwendige Atmosphäre vermissen lassen.

Ich rate allen verantwortungsvollen Eltern, sich probeweise mehrere Stunden lang in den Zimmern ihrer Kinder aufzuhalten und auch einige Nächte hintereinander darin zu schlafen. Wenn auch sie dann nervös und unruhig werden, sich Ein- oder Durchschlafprobleme einstellen oder sie morgens wie gerädert aufstehen, wird auch das Verhalten ihrer Kinder erklärbar. In diesem Falle sollten sie sofort beginnen, die Kinderzimmer nach Störquellen zu durchforsten und diese auf ein Minimum zu reduzieren. Unverzichtbar ist dann die Untersuchung der Räume nach geopathischen Störfeldern. Denn vergessen Sie nicht: Der kindliche Organismus reagiert wesentlich heftiger auf unnatürliche Strahlungsfelder als der eines Erwachsenen.

Wer viel mit Kindern lebt, wird finden,
daß keine äußere Einwirkung auf sie
ohne Gegenwirkung bleibt. Goethe

Selbstverständlich dürfen auch die versteckten Metallteile in den Schlafbereichen nicht vergessen werden. Eine besonders negative Auswirkung auf den menschlichen Organismus haben *Metallsprungrahmen* und *Federkernmatratzen* in Verbindung mit Erdstrahlen. Das Metall des Sprungrahmens verstärkt die Negativenergie des Störfeldes und leitet sie nach oben weiter. Bei den Federkernmatratzen sind es die vielen Metallspiralen innerhalb der Matratze, welche die negative Erdenergie bündeln und sie in konzentrierter Form an den Schlafenden bzw. an den Schlafen-Wollenden punktuell abgeben. Die Metallspiralen ähneln dann der Funktion einer Magnetspule. Sehr häufige Folgen davon sind Rückenschmerzen, Wirbelsäulenschäden, Gelenkschmerzen, aber auch die verschiedenartigsten Organbeschwerden wie etwa Nierenprobleme, Herzrhythmusstörungen, Magenschmerzen, Unterleibsbeschwerden bei Frauen oder Kinderlosigkeit. Selbstverständlich gehören auch Schlafstörungen mit in diesen Katalog.

Derjenige unter den Lesern, der auf einer Federkernmatratze schläft, muss unbedingt ausschließen, dass seine Bettstelle eine erhöhte Erdstrahlung aufweist. Ist dies jedoch der Fall, so muss das Bett umgestellt und / oder die Bettstelle gut abgeschirmt werden. Hier empfehle ich entweder ein IMUNA-Unterbett auf der Matratze oder eine Kokosmatte unter dem Bett, eventuell beides kombiniert, dazu einen Bio-Energie-Generator außerhalb der Bettstelle.

Sie wissen ja: Jedes unnatürlich erhöhte Energiepotential im Bereich Ihres Bettes ist eine tickende Zeitbombe. Ein gesunder Mensch sollte sich schützen, ein Kranker oder Schlafloser hat keine andere Wahl.

Suchen auch Sie einen ruhigen und erholsamen Schlaf? Dann verbannen Sie alle Metallgegenstände aus Ihrem Schlafzimmer, einschließlich metallene Kleiderbügel, stumme Diener, Wäscheständer, Bügelbretter u.s.w.

Elektrosmog

Der Begriff Smog bezeichnet eine gefährliche Anreicherung von Schadstoffen. Wenn wir also von Elektrosmog sprechen, dann meinen wir damit eine gefährliche Konzentration von elektrischen und elektromagnetischen Feldern, die uns unsichtbar umgeben und belasten.

Der moderne Mensch von heute hat sich eine totale technische und elektrifizierte Welt geschaffen. Gottes Schöpfung ist verkabelt, verdrahtet, vernetzt. Nicht mehr Blumen zieren die Balkone der Städte, sondern graue Empfangsschüsseln. Sendestationen und Funkmaste verunstalten die majestätischen Berggipfel, Überland- und Hochspannungsleitungen durchschneiden die schönsten Landschaften. Die Technik hat uns Menschen schon längst überholt. Wir haben uns von ihr abhängig gemacht und lassen uns in ihrer Hektik und Schnelllebigkeit gnadenlos mitreißen.

Die unterschiedlichsten Schwingungs- und Frequenzmuster von ins All geschossenen Satelliten, von Fernsehsendern, Rundfunk, Hochspannungsleitungen, Radarstationen, Handys und auch Funkverkehr belasten in extremster Weise unsere gesamte Umwelt und natürlich auch uns Menschen. Hinzu kommen noch die unzähligen elektrischen Haushaltsgeräte, die, jedes für sich, elektromagnetische Strahlung abgibt; sie alle zusammen verstärken jene Energiefelder, die uns krank machen.

Noch niemand aber weiß genau, wie sich der massive Strahlenwirrwarr in der Langzeitwirkung auf den Menschen, insbesondere auf seine feinstofflichen Körper, auf sein zentrales

Nerven- und Immunsystem oder auf die Aktivität seiner Zellen auswirkt. Ich könnte mir aber vorstellen, dass selbst wenn die fatalen Folgen der Elektrifizierung und Technisierung auf die Gesundheit des Menschen eindeutig bewiesen wären, sich dennoch die wirtschaftlichen Interessen durchsetzen würden. Vielleicht wird eines Tages der immense künstliche Wellensalat nicht nur für die Erkrankungen und Schlaflosigkeit der Menschen verantwortlich sein, sondern für das Zusammenbrechen des gesamten biologischen Systems.

Vor diesem Hintergrund sollte jeder Einzelne von uns so verantwortungsvoll wie möglich mit den technischen Strahlungsfeldern umgehen, auch im Hinblick auf unsere Kinder und Kindeskinder.

Das Gefährlichste an der Technik ist, daß sie ablenkt von dem, was den Menschen wirklich ausmacht, von dem, was er wirklich braucht.
Elias Canetti

Elektrosmog bleibt Elektrosmog, egal aus welchen Quellen er kommt. Dennoch möchte ich an dieser Stelle, gerade in Bezug auf Schlafstörungen, einen kleinen Unterschied machen, nämlich zwischen dem: *hausgemachten Elektrosmog* und dem *industriellen Elektrosmog.*

Den hausgemachten Elektrosmog holen Sie sich nach Ihren eigenen Bedürfnissen und Anforderungen selbst in Ihre vier Wände. Je mehr technische Geräte, Stromquellen und Stromleitungen Sie im Haus haben, desto höher ist auch das elektromagnetische Potential, das sich daraus aufbaut. Hier liegt es also in Ihrer Hand, wie stark Sie sich und Ihre Familie belasten.

Der industrielle Elektrosmog dagegen wird Ihnen sozusagen frei Haus geliefert. Gegen ihn können Sie sich nur bedingt schützen. Diesem Begriff möchte ich Hochspannungsleitungen, Sendemasten, Bahnhöfe, Bahngleise, aber auch Radarstationen oder Satelliten zuordnen.

Hausgemachter Elektrosmog

Heute ist ein Haus ohne Strom nicht mehr denkbar. Licht und jede Menge elektrische Geräte sind für uns selbstverständlich geworden. Per Knopfdruck wird gekocht, gewaschen, geschnitten, gerührt, gemixt, gehobelt, gefräst und gesaugt, ohne auch nur einen Gedanken daran zu verschwenden, welches Energiepotential sich dabei entwickelt und wie es sich auf den eigenen Organismus auswirkt.

Doch nicht nur Küche und Wohnzimmer strotzen heute vor elektrischen Geräten, sondern auch Schlaf- und Kinderzimmer. Auf meist kleinstem Raum befinden sich Radiowecker, Fernseher, Computer, Stereoanlagen nebst Fernbedienungen und Lautsprecherboxen und vielleicht sogar noch der Elektroverteilerkasten hinter der Bettwand. Können Sie sich das Kraftfeld vorstellen, das hier entsteht? Wohlgemerkt, ich spreche hier noch nicht von eventuell vorhandenen geopathischen Störfeldern im Bettbereich oder direkter Lage der Zimmers über dem Heizungskeller.

Eine alleinerziehende Mutter rief mich an: Ihre Tochter (11) habe immense Schulprobleme und könne sich nicht konzentrieren. Außerdem klage sie jeden Morgen über Magenschmerzen und sei ständig ‚geladen'. Dort angekommen, erfuhr ich des Weiteren, dass das Mädchen keinen Abend ins Bett wolle und sehr unruhig schlafe. Nebenbei bemerkt, hatten Mutter und Tochter ein sehr gespanntes Verhältnis zueinander.

Und das glaubte ich sofort, als ich das winzige Zimmer betrat. Direkt am Fußende des Bettes stand der Fernseher, oberhalb des Kopfbereiches die Stereoanlage mit den Lautsprecherboxen, gleich daneben im rechten Eck ein Computer. Es folgte ein Messingregal, das vor einem bodenlangen Spiegel stand. Unterhalb des Bettes, d.h. genau an der Rückseite des Fernsehers, stand der Schreibtisch. Das Zimmer war kaum größer als 7 qm.

Es erschien schon fast überflüssig, hier noch nach Wasseradern oder sonstigen Störfeldern zu suchen, denn das Zimmer war bereits mit Elektrosmog überladen und das Mädchen ebenfalls. Dennoch, eine schmale Verwerfung, die quer unter dem Bett verlief, war die wahrscheinliche Erklärung für die morgendlichen Bauchschmerzen der 11jährigen.

Ich legte in diesem Zimmer einen Bio-Energie-Generator unter den Teppich um die Raumatmosphäre zu verbessern, aber letztendlich konnten nur zwei Dinge geschehen: Entweder es wurden alle Elektrogeräte, dazu der Spiegel und das Messingregal aus dem Zimmer verbannt und das Bett an die Stelle des Schrankes gestellt, oder aber man suchte einen neuen Schlaf- und Arbeitsplatz für das geplagte Mädchen. Mutter und Tochter entschieden sich für die letztere Lösung. Ab sofort sollte die Tochter mit im Zimmer der Mutter schlafen (welches übrigens frei von Störfeldern war), und für den Schreibtisch fanden wir im Wohnzimmer einen geeigneten Platz. Wahrscheinlich haben sie meinen Rat befolgt, denn wie man mir später mitteilte, schlafe das Mädchen jetzt tief und fest und sei insgesamt verträglicher geworden. Auch die schulischen Leistungen hätten sich gebessert.

Nicht nur Jugendliche, auch sehr viele Erwachsene neigen dazu, aus ihrem Schlafzimmer einen vergnüglichen technischen Aufenthaltsraum zu machen. Ich erlebte sogar schon komplette Arbeitsbereiche, einschließlich Computer, Fax, und Kopierer im Schlafzimmer. Ich brauche hier wohl nicht mehr zu erwähnen, dass diese Leute unter gravierenden Schlafstörungen litten und bereits starke Sedativa nehmen mussten, weil pflanzliche Schlaf- und Beruhigungsmittel keinen Erfolg mehr brachten.

Jedes elektrische Gerät im Schlafbereich kann den Schlaf empfindlich stören. Ein **Radio- oder Funkwecker** im Kopfbereich reicht aus, um Schlafprobleme oder Kopfschmerzen herbeizuführen. Wenn Sie auf Ihr Uhrenradio im Schlafzimmer nicht verzichten wollen, dann platzieren Sie es ca. 2 Meter von der Bettstelle entfernt. Bei massiven Schlafstörungen sollte es eine Selbstverständlichkeit sein, auf einen Batteriewecker zurückzugreifen.

Elektrische Heizdecken sind etwas sehr Bequemes. Man schaltet den Strom ein und kurze Zeit später kann man sich in ein kuschelig warmes Bett legen. Aber: Heizdecken sind an den Strom angeschlossen und feine geschlängelte Metalldrähte leiten ihn und heizen sich auf. Sie haben also nicht nur Wärme unter ihrer Bettdecke, sondern auch ein kräftiges elektromagnetisches Energiefeld, und das auch noch lange nach dem Ausschalten der Heizdecke. Problematisch dabei ist der unmittelbare Körperkontakt, weil das Elektromagnetfeld über die Haut abgebaut werden muss.

Ein feines hochsensibles Geflecht aus Nervenfasern durchzieht unseren Körper und steuert alle lebenswichtigen Prozesse. Wenn man bedenkt, dass die Erregungs- bzw. Informationsübertragung der einzelnen Nervenzellen auf elektrochemischem Wege erfolgt, so kann man leicht erahnen, welchen Fehlinformationen und Irritationen das Nervensystem durch eine derart starke Strahlungsquelle ausgesetzt ist, insbesondere während der Nachtruhe. Zudem schwächt sie ganz empfindlich die Aura.

Greifen Sie auf die altbewährte Wärmflasche zurück, wenn Sie in ein vorgeheiztes Bett steigen wollen. Ihr Körper dankt es Ihnen mit einem gesunden, erholsamen Schlaf.

Dasselbe gilt für **elektrische Lattenroste**. Ich kenne einige Fälle, wo sich durch die Verwendung solcher Sprungrahmen neben Schlafstörungen auch massive Rückenprobleme eingestellt haben. Wenn es nicht schon zu spät war, verschwanden diese wieder, nachdem die elektrischen Lattenroste gegen normale Holzlattenroste ausgetauscht worden waren.

Nachtspeicheröfen sind häufig noch in älteren Wohnungen zu finden. Sie gehören zu den ungünstigsten Heizsystemen. Denn gerade nachts, während der notwendigen Regenerationsphase des Körpers, strahlt der Nachtspeicherofen ein sehr starkes elektromagnetisches Feld ab, was durch die verstärkte Stromaufnahme bedingt ist, und greift somit massiv in das bioenergetische Geschehen des Organismus ein.

Halten Sie deshalb mit Ihrem Schlaf- oder Sitzplatz zu jedem dieser Heizgeräte einen Abstand von mindestens drei Metern ein! Ja, ich weiß, wie soll dies funktionieren, wenn das Zimmer gerade mal drei bis vier Meter breit ist? In diesem Falle empfehle ich, einen größeren Amethysten oder Rosenquarz auf den jeweiligen Nachtspeicherofen zu legen und sich selbst mit einer IMUNA-Decke im Bett zu schützen. Hier ist die energetische Reinigung der Steine besonders wichtig! Mindestens einmal im Monat müssen sie unter fließend kaltem Wasser abgewaschen und an die Sonne gelegt werden, um ein Überladen mit negativer Energie zu verhindern.

Der Gesundheit zuliebe sollten diese Maßnahmen jedoch nur eine Übergangslösung darstellen. Sinnvoll wäre es, in naher Zukunft das elektrische Heizsystem durch eine Zentralheizung, eine Fußleistenheizung oder einen Kachelofen zu ersetzen. Ist dies nicht möglich, sollten insbesondere Schwerkranke oder Menschen mit massiven Schlafstörungen einen Wohnungswechsel in Betracht ziehen. Für solche Menschen steht die Uhr auf fünf vor zwölf und das Festhalten an irgendwelchen Gewohnheiten, materiellen Werten oder Umgebungen ist hier sicherlich der falsche Weg.

Auch **Fußbodenheizungen** sind für den menschlichen Organismus ungünstig. Nicht nur, dass man sich künstliche Wasseradern ins Haus holt, der Strömungsstrom der Heizschleifen bewirkt zudem noch, dass sich der Fußbodenbereich elektrostatisch auflädt. Als weiterer Nachteil ist das Aufwirbeln des Staubes durch den aufsteigenden Wärmestrom zu werten, was neben der energetischen Belastung zusätzlich noch eine Belastung der Atmungsorgane darstellt. Fußbodenheizungen sind daher für Schlaf- oder Kinderzimmer absolut ungeeignet.

Ebenso baut sich über dem **Heizungskeller** ein starkes Strahlungsfeld auf. Er sollte daher nicht unter den Schlafräumen liegen.

Wenn Sie also ruhig und erholsam schlafen wollen, dann vermeiden Sie jegliche Stromquellen im Bereich der Bettes. Denken Sie an Ihre feinstofflichen Körper und an die sensiblen elektrochemischen Stoffwechselvorgänge in Ihrem Körper! Denken Sie auch an die enorme Stress-Situation, in die Sie Ihren Körper bringen, wenn Sie ihn derartigen unphysiologischen Kraftfeldern aussetzen! Und auch daran, dass ein Schlafmittel in diesem Falle die Ursache Ihrer Schlafstörung nicht beseitigt, sondern nur den Hilfeschrei Ihres Körpers abwürgt.

Kein Fortschritt verrät uns, zu was er sich entwickeln könnte.
Sigmund Graff

Netzfreischalter verhindert das Aufbauen störender Energiefelder.

Durch fast alle Wände laufen *Elektroleitungen* von Steckdose zu Steckdose, von Verteilerdose zu Verteilerdose. Ist nun innerhalb eines Stromkreises auch nur ein Gerät in Betrieb, so steht der gesamte Stromkreis unter Spannung. Elektromagnetische Felder bauen sich auf, die, wie wir wissen, sich besonders in Schlafräumen negativ auswirken.

Daher ist es ratsam, die Stromkreise von Schlaf- und Kinderzimmer mit *Netzfreischaltern* zu versehen. Ihr Einbau ist kein großer Aufwand und kann von jedem Elektriker ausgeführt werden. Sobald das letzte Gerät ausgeschaltet ist, legt der Freischalter den betreffenden Stromkreis still und verhindert somit das Aufbauen störender Energiefelder.

Achtung: Der Netzfreischalter funktioniert nur, wenn kein Stromabnehmer mehr in Betrieb ist und kein Kriechstrom mehr fließt. Das heißt, wenn z.B. im Nebenraum ein Fernseher lediglich mit der Fernbedienung ausgeschaltet wurde, die Betriebslampe des Gerätes also noch brennt, ist hierfür Strom notwendig, wenn auch nur gering. Der Netzfreischalter kann seine Funktion nicht erfüllen.

Und so testen Sie es: Schalten Sie alle Geräte des Stromkreises und das Licht aus. Wenn Sie jetzt wieder den Lichtschalter betätigen und das Licht erst mit einer Verzögerung von ein bis zwei Sekunden angeht, zeigt der Netzfreischalter seine Wirkung. Geht das Licht sofort an, ist noch ein Stromabnehmer in Betrieb.

Schlafen ist ein Akt der Erholung, der notwendigen Regeneration von Körper, Seele, Geist. Menschen, die sich durch hausgemachte äußere Einflüsse auch nachts unter Dauerstress setzen, leiden häufig nicht nur unter Schlafstörungen, sondern sind auch für andere Erkrankungen wesentlich anfälliger.

Gerade im Schlafzimmer ist eine ruhige und gesunde Raumatmosphäre von äußerster Wichtigkeit.

Es ist eine altbekannte Tatsache, dass sich *Kunststoffe* durch Reibung elektrostatisch aufladen. Davon sind natürlich auch **Bett-** oder **Nachtwäsche** aus synthetischen Fasern nicht ausgenommen. Die elektrischen Ströme, die dabei entstehen, entladen sich über die Haut, und wieder einmal sind es unsere feinstofflichen Körper und unser Nervensystem, welche diesen unnatürlichen Reizen in erster Linie ausgesetzt sind.

Achten Sie also insbesondere bei Nacht- und Bettwäsche auf Naturfasern. Baumwolle ist nach wie vor das beste Material, obwohl es mit teils hochgiftigen Chemikalien aufbereitet und eingefärbt wird. Inzwischen werden allerdings auch schadstoffgeprüfte Baumwollartikel angeboten, die dann einem Billigangebot vorgezogen werden sollten. Selbstverständlich muss jedes Wäschestück, das mit dem Körper in Berührung kommt, zuvor mindestens einmal mit der höchsten angegebenen Temperaturstufe gewaschen werden.

Industrieller Elektrosmog

In Ihrem Wohnbereich liegt es also in Ihrem Ermessen, mit wieviel Elektrogeräten oder Strahlungsquellen Sie sich umgeben, der industrielle Elektrosmog dagegen ist, je nach Wohnlage, eine feste Größe. Ihm können Sie bestenfalls nur ausweichen. Beginnen wir mit den

Hochspannungsleitungen:
Der Name sagt es schon: Dies sind Stromleitungen mit extrem hoher Betriebsspannung. Je höher die Betriebsspannung, desto stärker das Elektromagnetfeld, das sich im Bereich dieser Leitungen bildet. Schon lange warnen Rutengänger und einige Wissenschaftler vor den gesundheitlichen Gefahren von Hochspannungsleitungen und allmählich scheint es sich zu beweisen: Menschen, die in unmittelbarer Nähe dieser Leitungen leben, weisen eine überdurchschnittlich hohe Anfälligkeit für Krebs, insbesondere Leukämie, auf. Aber auch Blutveränderungen, Hochdruck, Herzrhythmusstörungen, Kopfschmerzen, Schwindel, Potenz- und natürlich auch enorme Schlafstörungen sind die Folge dieser Kraftfelder.

Welch immense elektrische Spannungen im Umfeld von Hochspannungsleitungen herrschen, sollen folgende Zahlen verdeutlichen: Bei Messungen in allernächster Nähe einer 110-Kilovolt-Hochspannungsleitung ergab sich am Boden eine elektrische Spannung von 200 bis 500 Volt pro Meter; in 30 bis 50 Metern Abstand zwischen 5 und 50 Volt pro Meter und in 100 bis 200 Metern Entfernung immerhin noch 0,5 bis 10 Volt pro Meter („1000 Tips zum gesunden Wohnen“ von Wulf-Dietrich Rose). Rose schreibt weiter: „In einem Entfernungsbereich von 10 bis 20 Metern allerdings liegen die Feldstärkewerte zumeist über 100 Volt pro Meter – also mehrere Zehnerpotenzen über dem Strahlungsbereich, der bis jetzt in der Natur gegeben war.“

Dieses Strahlungsfeld durchdringt ungehindert Wände, Türen und Fenster eines Hauses und einen Schutz dagegen gibt es nicht. Hier hilft nur eines: längeren Aufenthalt in der Nähe von Hochspannungsleitungen und Überlandleitungen zu meiden. Halten Sie – Ihrer Gesundheit und Ihrem gesunden Schlaf zuliebe – einen Wohnabstand zu Hochspannungsleitungen von mindestens 300 bis 500 Metern ein.

Bahnhöfe und Gleise

Bahnhöfe arbeiten mit einer sehr hohen Betriebsspannung, deren Felder vor allem die nähere Umgebung belasten, und die Bahngleise werden zur Rückführung von Stromleitungen benutzt, was ebenfalls ein massives Energiefeld freisetzt. Daher sollte die Sicherheitsentfernung von einem Bahnhof etwa 800 bis 1000 Meter und zu Gleisen ca. 500 Meter betragen.

Wohnen Sie in der Nähe einer Hochspannungsleitung, einer Trafostation, eines Bahnhofes oder Gleiskörpers? Beziehen Sie Ihren Strom noch über eine Dachzufuhr? Oder wohnen Sie vielleicht in der Nähe einer Radarstation (Flughafen, militärische Einrichtungen u.s.w.)? Dies könnte die Ursache Ihrer Schlafstörung sein.

Wie gesagt: Es gibt keine Abschirmmaßnahmen, die das Eindringen dieser massiven Energiefelder in Ihr Haus oder in Ihre Wohnung verhindern. Ihr ganzheitlicher Körper ist diesem elektromagnetischen Dauerstress ungeschützt ausgesetzt.

Mal kein Fortschritt – das wäre einer!
Oliver Hassencamp

Alle bislang erwähnten Grundsätze über krankmachende und schlafstörende Kraftfelder gelten ebenso für **Sendemasten** und **Funktürme**. Sie senden elektromagnetische Wellen mit den unterschiedlichsten Schwingungen, Frequenzen und Informationen aus und belasten damit nicht nur das menschliche Immunsystem, sondern auch das Nervensystem und die feinstofflichen Körper.

Satelliten
Tausende von Satelliten umkreisen inzwischen die Erde. Sie sind mit hochfeiner Mess- und Übertragungstechnik ausgerüstet, speichern Daten und senden diese in Form von Signalen an die Erdstationen zurück. Und wieder sind es Fremdfrequenzen und -energien, die Mensch und Umwelt belasten.

Schwingungen, Informationen, Frequenzen, künstlich erzeugte Energien und das zudem noch in unnatürlicher Stärke und Konzentration! Wie lange Mensch und Natur diesem Bombardement noch widerstehen können, bleibt abzuwarten.

Ein Kraft- und Schwingungsfeld kommt zum anderen, sie summieren sich in ihrer Wirkung. Wären sie sichtbar, würden wir längst nicht so leichtfertig und unbedacht mit ihnen umgehen. Es liegt an jedem Einzelnen selbst, solche Kraftfelder zu minimieren, um sich und seinen Kindern eine lebenswerte und bewohnbare Erde zu erhalten.

Spiegel

Spiegel gehören zum Leben, und am logischsten und bequemsten sind Spiegelflächen dort, wo man sie am ehesten benötigt: im Schlafzimmer. Heute sind gleich ganze Spiegelschränke oder eingearbeitete Spiegel im Kopfteil des Bettes modern und beliebt. Ja sogar ganze Spiegeldecken sind nichts Außergewöhnliches mehr. Nun haben aber Spiegel die Eigenschaft, dass sie reflektieren, und zwar nicht nur das Bild Ihres neuen Kleides oder Anzuges, sondern auch unsichtbare Energien. Es entsteht ein ständig bewegter reflektierender Wellensalat. Zudem besitzt jeder Spiegel eine mehr oder weniger starke Eigenschwingung.

Eines Tages sprach mich ein Nachbar an und meinte, ich sei doch Heilpraktikerin und ob ich ihm nicht ein pflanzliches

Schlafmittel empfehlen könne. Er erzählte mir ziemlich deprimiert, dass er seit einigen Wochen kaum noch schlafen könne, was bis dahin überhaupt nicht der Fall war. Auch seine Frau wache jede Nacht mehrmals schweißgebadet auf. Ich fragte ihn, ob sich privat oder beruflich etwas verändert habe. Er verneinte, sagte dann aber nebenbei, dass sie sich ein neues Schlafzimmer gekauft hätten. Keinen Spiegelschrank, aber einen dem Ehebett zugewandten großen Spiegel über der Kommode und einen langen Spiegel im Kopfteil des Bettes. Ich erklärte ihm die Nachteile derartiger Spiegelflächen, doch er wirkte recht ungläubig. Nach längerer Diskussion meinte er: „Na, ja, versuchen kann man es ja mal. Aber ich hänge zuerst nur den Spiegel über der Kommode ab." Einige Tage später bestätigte er mir, dass sein Schlaf zwar etwas besser geworden sei, aber immer noch nicht so wie früher. Kurze Zeit danach sah ich, wie er in der Garage auch den Spiegel des Bettenkopfteils entfernte. Anschließend habe ich von ihm nie wieder etwas über seine Schlafstörungen oder die Schweißausbrüche seiner Frau gehört.

Bereits die alten Feng Shui-Meister machten sich spiegelglatte Flächen zunutze, um unsichtbare Energien zu bewegen. So gebrauchen die Chinesen heute noch runde, nach außen gewölbte Spiegel zum Rückstrahlen von negativen Energien (Chi, Prana) und nach innen gewölbte zum Einfangen von gutem Chi. Auch in dieser Lehre von der Harmonie, den positiven Kräften, und dem kosmischen und irdischen Zusammenspiel wird von Spiegeln im Schlafzimmer abgeraten. Wenn Sie dennoch nicht auf einen Spiegel im Schlafzimmer verzichten wollen, so sollte er keinesfalls der Bettstelle zugekehrt sein.

Schranktüren mit Spiegelverkleidung können Sie nachts gegeneinander aufklappen, dadurch hebt sich die reflektierende Wirkung auf. Besser noch: Bringen Sie ihren Spiegel außerhalb Ihres Schlafzimmers an, aber so, dass er nicht in Richtung anderer Schlafstellen zeigt. Jeder Spiegel im Schlafzimmer beeinträchtigt Ihre Schlafqualität. Wenn Sie ihn entfernen, ist ein weiterer Schritt für einen gesunden Schlaf getan.

Eine junge Frau aus Österreich hatte schwere gesundheitliche Probleme. Schlaflosigkeit, Migräne, Appetitlosigkeit und extreme Kreislaufstörungen waren ihre ständigen Begleiter. Die Ärzte hatten keine Erklärung dafür, alle Untersuchungen blieben ergebnislos. Ich rutete ihre Dachgeschosswohnung aus und stellte Folgendes fest: Der obere Bettbereich war durch eine Wasseraderkreuzung extrem stark belastet und direkt neben dem Bett stand ein dreiteiliger Spiegeltürenschrank. Das französische Bett war mit einer Federkernmatratze ausgestattet und auf dem Nachttisch stand ein Funkwecker. Zudem kam auch noch die Stromzufuhr für das Haus über einen Dachständer.

Jedes einzelne dieser Kraftfelder hätte ausgereicht, um Schlafstörungen oder gesundheitliche Probleme zu verursachen, aber alle zusammen kumulierten zu dem Gesamtbild, welches mir die junge Frau beschrieb. Auch der Spiegelschrank half da entschieden mit.

Inzwischen ist die junge Frau umgezogen und ihr Gesundheitszustand hat sich, wie ich von einer Freundin erfuhr, erheblich gebessert.

Spieglein, Spieglein an der Wand,
wo ist der Schlaf in diesem Land?
C. Häfner

Schmuck

Schmuck, insbesondere Metallschmuck, gehört heute zum unverzichtbaren Accessoire. Jung und alt, Männer und Frauen zieren sich mit kunstvoll verarbeiteteten Ringen, Ketten, Ohrringen und Armbändern in Gold oder Silber.

Dass Metalle Schwingungsenergien besitzen, haben wir bereits erfahren. Da sind auch Edelmetalle wie Gold, Silber, Kupfer oder Platin nicht ausgenommen. Jedes einzelne Metall weist ein ganz typisches Schwingungsmuster auf und kann, wie allgemein bekannt, auch zu Heilzwecken eingesetzt werden. Kupfer beispielsweise hat eine nervenstärkende, schmerzstillende und blutreinigende Wirkung und findet bei Rheuma, Gicht oder Arthrose seine Anwendung. Gold dagegen aktiviert den Stoffwechsel und wirkt dem Alterungsprozess entgegen.

Doch wie bei vielen Dingen im Leben, so kommt es auch hier auf die Dosierung an. Wer über längere Zeit hinweg täglich ein Übermaß an Schmuck trägt, belastet seinen Organismus mit einem Übermaß an unterschiedlichen Energien und Schwingungen. Menschen, die schon nervös, gereizt oder psychisch belastet sind, setzen ihren Organismus damit zusätzlich noch unter Stress. Anstelle dem Körper die größtmögliche Ruhe zu gönnen, putschen sie ihn noch mehr auf. Unbewusst versteht sich, denn kaum jemand wird seinem Schmuck die Schuld dafür geben, dass er sich abends abgespannt und kribbelig fühlt, nervös ist oder Kopfschmerzen hat.

Ich traf mich mit einer Bekannten in einem Café. Sie sah wie immer gut aus, war top gekleidet, aber ihre Augen wirkten müde. An dem Tag hatte sie meiner Meinung nach besonders viel Schmuck umhängen, der auf mich in irgendeiner Weise aggressiv wirkte. Mir fiel auf, dass sie längst nicht so dynamisch war wie sonst. Ab und zu schloss sie ihre Augen und rieb sich die Schläfe. „Diese Kopfschmerzen machen mich noch rasend“, meinte sie dann. „Das glaube ich dir auf's Wort", war meine spontane Bemerkung dazu, „bei dem ganzen Klimbim, den du heute trägst". „Du und deine Schwingungen", lächelte sie mühsam, „aber ich kann ihn ja ablegen, wenn du meinst." Ich bat sie, den gesamten Schmuck in ihrer Handtasche zu verstauen, denn von einer etwas dickeren Goldkette und einem breiten Ring schien eine enorme negative Energie auszugehen. Sie tat es und wir unterhielten uns weiter über berufliche und private Dinge. Plötzlich schaute sie mich mit erstauntem Blick an, unterbrach meinen Satz und sagte kopfschüttelnd: „Du hast recht, die Kopfschmerzen lassen nach. Ich fühle mich viel leichter und befreiter." Nach etwa zwanzig Minuten waren ihre Kopfschmerzen wie weggeblasen.

Glücklich, wer die Ursache der Dinge zu erkennen vermag.

Vergil

Tagsüber mögen Schmuckstücke ja noch ihre Berechtigung haben, Schmuck oder Uhren allerdings auch nachts zu tragen, halte ich für grob fahrlässig. Denn für metallischen Schmuck gelten die gleichen energetischen Grundsätze wie für alle anderen Energieträger auch. Weil Schmuck aber zudem noch am Körper getragen wird, greift er zum einen direkt in den Energiehaushalt des ruhenden Körpers ein, zum anderen unterbricht er den natürlichen meridialen Energiefluss in dem betreffenden Bereich.

Nehmen wir als Beispiel eine anliegende goldene Halskette. Die energetischen Schwingungen des Goldes wirken stoffwechselaktivierend, was nachts nicht unbedingt sinnvoll ist. Viel problematischer aber ist es, dass die rundum geschlossene Halskette den feinstofflichen Energiefluss zwischen Kopfbereich und übrigem Körper behindert und auch die Aktivität des Halschakras beeinträchtigt. Je nach Schwingung des Goldes kommt es nun entweder zu einem Energiestau oder einem Energiemangel im Halsbereich. Das Halschakra ist, wie wir wissen, der Schilddrüse zugeordnet, die auf diese Situation dann entsprechen mit einer Über- oder Unterfunktion reagiert.

Ich kenne unzählige Frauen, die über Jahre hinweg Tag und Nacht eine Goldkette trugen, sie nie ablegten und auch nie reinigten. Nicht wenige von diesen Frauen haben heute enorme Schilddrüsen- und Stoffwechselprobleme.

Und natürlich kann auch eine Irritation der Schilddrüse Schlafstörungen auslösen!

Meine Erfahrung zeigt, dass ein Schmuckstück aufgrund seiner Schwingungsenergie entweder gut, schlecht oder neutral für seinen Träger ist. Dies hängt zum einen mit der Eigenschwingung des Metalls zusammen, die für den Träger entweder passend ist oder nicht, zum anderen mit den zusätzlich aufgelagerten Informationsschwingungen.

Heilsteine sowie Metalle geben nicht nur Energien ab, sie laden sich auch mit den energetischen Informationen des Trägers auf. Werden Schmuckstücke beispielsweise zum Zeitpunkt einer Trauer, eines Ärgers oder einer Krankheit getragen, so speichern sowohl Metalle als auch Steine diese negativen ‚Informationen' und leiten sie anschließend dem Träger wieder zu.

Somit wird es leicht vorstellbar, welchen Rückkopplungseffekt ungereinigter Schmuck besitzen kann.

Aus diesem Grunde rate ich zu besonderer Vorsicht bei *Erbstücken*. Dieser Schmuck *muss*, bevor er in andere Hände gelangt, unbedingt energetisch gereinigt und bestenfalls noch von einem erfahrenen Pendler überprüft werden. Die häufig vorhandenen negativen Informationsschwingungen des Vorgängers können den nachfolgenden Träger belasten!

So entladen Sie Ihren Schmuck:
Halten Sie mindestens einmal im Monat das Schmuckstück eine Weile unter fließend kaltes Wasser. Legen Sie es anschließend für mehrere Stunden in die Sonne oder über Nacht auf einen Bergkristall. Ketten oder Armbänder, die auf Schnüren aufgezo-

gen sind, sollten Sie nicht mit Wasser in Verbindung bringen, weil die Gefahr besteht, dass das Schnürenmaterial sich dehnt, quillt oder auflöst. In diesem Falle reiben Sie die einzelnen Kettenglieder oder Steine mit einem weichen Tuch ab und legen das Schmuckstück über Nacht auf einen Bergkristall.

Achtung: Nicht jedes Schmuckstück lässt sich wieder energetisch positiv aufladen!

Was der Eitelkeit zugutekommt, geht der Lebenskraft verloren.

Georg von Oertzen

Ein ganz junges Pärchen ließ mich kommen, um das Schlafzimmer auszuruten. Sie litt unter Schlafstörungen und fast ununterbrochenen Kopfschmerzen, er morgens unter Kopfschmerzen und Schlappheitsgefühl.

Als ich die hübsche junge Frau sah, traute ich meinen Augen nicht: An jedem Finger mindestens zwei Ringe, ein Kettensortiment unterschiedlichster Längen, Armreife, Armbänder und die Ohren voller Stecker!

Eine ca. 80 cm breite Wasserader lief links am Ehebett vorbei, kein Spiegel, kein störendes Uhrenradio. Eine Wasserader durchzog das Wohnzimmer und belastete die Sitzgruppe.

Auf meine Frage hin, wo sie abends ihren Schmuck deponiere, antwortete sie: „Nirgends, den habe ich immer an.“ Dann etwas vorwurfsvoller: „Oder würden Sie das ganze Zeug hier abends aus und morgens wieder anziehen?“ Ich entgegnete ihr, dass ich soviel Schmuck erst gar nicht tragen würde.

Anschließend erzählte ich dem jungen Paar einiges über geopathische Störfelder, über die feinstofflichen Körper des Menschen und über die Wirkung von Metallen b.z.w. Schmuck auf diese empfindsamen Gebilde. Mit Erfolg. Denn nachdem sie ihren Schmuck abends ablegte, waren nicht nur ihre, sondern auch seine Kopfschmerzen verschwunden und beide schliefen wieder gesund und erholsam.

Ähnliches erlebte ich mit einem Herrn, der sich auch nachts nicht von seiner metallenen Armbanduhr trennen wollte. Er schlief erst wieder störungsfrei, als er seine Uhr abends im Badezimmer ablegte. Ein weiterer Effekt war, dass die unerklärbaren Schmerzen im linken Oberarm verschwanden.

Ich möchte Ihnen keinesfalls vermiesen, Schmuck zu tragen. Im Gegenteil. Gold, Silber, Platin und auch Edelsteine haben eine durchaus positive Wirkung auf Körper, Geist und Seele und somit auf die gesamte Persönlichkeit. Ihre feinen Energien durchdringen ihren Träger und wirken sich harmonisierend, schützend und ausgleichend auf den gesamten Organismus aus.

Aber wie schon gesagt: Schädliche Einflüsse können von einem Übermaß an Schmuck, von energetisch nicht gereinigtem Schmuck oder von Erbstücken ausgehen. Ebenso gehört Schmuck während der Nacht weder an den Körper noch auf oder in den Nachttisch. Körperlich oder seelisch kranke Menschen sollten während der Krankheitsphase auf ihren Schmuck ganz verzichten, dafür jedoch mit den passenden Heilsteinen oder -ketten arbeiten.

Und wieder wäre ein Stück für einen erholsamen Schlaf getan!

Amalgam

Dies ist wohl das umstrittenste Thema der letzen Jahre. Wissen- und Zahnärzteschaft haben sich in zwei Lager gespalten: in die Gegner von Amalgam, die den Zahnfüllstoff für äußerst gesundheitsgefährdend halten und ihn sofort verboten wissen wollen, und in die Befürworter, die Amalgam für unbedenklich und nach wie vor für den besten Füllstoff halten.

Amalgam ist eine Legierung von verschiedenen Metallen wie etwa Zinn, Zink, Silber, Kupfer oder Palladium, in Verbindung mit dem hochgiftigen Quecksilber, um die Füllung formbar zu machen. Bleiben wir beim Quecksilber:

Quecksilber (Hg) hat eine direkte und eine indirekte toxische Wirkung auf den menschlichen Organismus. Die direkte toxische Wirkung ist die allbekannte Quecksilbervergiftung, die durch eine erhöhte Zufuhr des giftigen Metalls verursacht wird. Geringe Mengen, wie sie z. B. in Meeresfisch vorkommen, scheidet ein gesunder Körper normalerweise unverändert wieder aus.

Viel problematischer dagegen ist die indirekte toxische Wirkung von Hg. Sie entsteht durch die Ionisierung. Quecksilber neigt dazu, Metallionen abzugeben und in andere Körperteile zu verschleppen. Die Wirkorte sind bekannt: Nieren, Gehirn, Leber, Geschlechtsorgane, Magen-Darm-Trakt und Kieferknochen. Dort sammeln sie sich an und bilden ein Depot, einen sogenannten Herd. Anfangs ist die krankmachende Herdwirkung noch unterschwellig, erst viel später, wenn der berühmte letzte ‚Tropfen' das Fass zum Überlaufen bringt, entfalten sie ihre Schädlichkeit. Treten dann Krankheiten wie Allergien, Schlaflosigkeit, Ohrensausen, Kopfschmerzen, Depressionen, Haarausfall, Asthma, Rheuma oder auch Krebs auf, denkt niemand mehr an die silberne Zahnfüllung.

Die Schwierigkeit liegt darin, den Zusammenhang zwischen der heutigen Erkrankung und der vor Jahren eingebrachten

Amalgamfüllung zu beweisen. Würde der menschliche Körper nur wenige Tage nach dem Zahnarztbesuch reagieren, wäre Amalgam sicherlich schon längst verboten.

Amalgam und Computer: Der Computer ist aus der heutigen Arbeitswelt nicht mehr wegzudenken und hat inzwischen auch die privaten Haushalte erobert. Dementsprechend sitzen unzählige Menschen stundenlang vor der Stahlungsquelle Bildschirm. Diese elektromagnetische Strahlung jedoch erhöht sowohl die Herauslösung als auch die Ionisierung des Amalgams um ein Vielfaches. Außerdem wird durch die Bildschirmtätigkeit die schädliche Depotwirkung von Herden auf den Gesamtorganismus noch verstärkt (Patienteninformation über Amalgam von Dr. med. habil. M. Daunderer).

Herde jedoch sind, wie allgemein bekannt ist, mitverantwortlich für sehr viele Erkrankungen, die dann ihrerseits wiederum Schlafprobleme verursachen können.

Ein weiterer nicht zu unterschätzender Faktor, der Amalgam zu einem bedrohlichen Werkstoff werden lässt, sind die *Mundströme*. Amalgam, einmal in den Mund eingebracht, befindet sich dann permanent mit dem heute meist sauren Milieu des Speichels in Kontakt. Damit sind alle physikalischen Voraussetzungen der Wirkweise einer Batterie geschaffen: Unterschiedliche Metalle plus Säure. In unserem Mund fließt also Strom, und das bereits mit der ersten Amalgamfüllung. Hans D. Gosau schreibt dazu in seinem Buch ‚Herderkrankungen‘:

„Bei frisch eingebrachten Amalgam-Füllungen ist die Spannung am höchsten. Sie kann mehr als 500mV! betragen. Im Durchschnitt treffen wir bei alten, lange im Mund verweilten Arbeiten 20 - 200mV an.“

Eine noch höhere Spannung entsteht, wenn zu dem eingebrachten Silberamalgam zusätzlich noch Gold oder ein anderes Metall in Form von Kronen oder Spangen hinzukommt. Diese

Kombination macht aus dem betreffenden Menschen eine lebende Batterie!

Und wie die permanenten Mundströme auf das biologische Gleichgewicht, das Nervensystem, die Zellaktivität und die feinstofflichen Körper einwirken, ist nach den vorherigen Kapiteln nur allzugut bekannt. Dass der interne Dauerpower auch Schlafstörungen auslösen kann, erscheint daher nur logisch.

Nichts im Leben, außer Gesundheit und Tugend,
ist schätzenswerter als Kenntnis und Wissen.

Goethe

Sollten Sie sich entschließen, ihre Amalgamplomben entfernen zu lassen, so sprechen Sie *vorher* mit einem biologisch orientierten Zahnarzt, einem Heilpraktiker oder einem Alternativ-Mediziner über eine begleitende Ganzkörperentgiftung.

Zudem ist es ratsam, sich selbst mittels einschlägiger Literatur über die Giftigkeit von Amalgam und deren Auswirkung auf den Organismus zu informieren. Sehr zu empfehlen sind hier die Patienteninformation ‚Amalgam' von Dr. Daunderer (Ecomed Verlagsgesellschaft mbH, Landsberg) oder das Buch von Herbert Felbermayr ‚Vom Amalgam erlöst' (Ennsthaler Verlag, Steyr in Österreich).

Jeder, der Amalgamfüllungen in seinen Zähnen hat oder hatte, hat auch Quecksilberdepots im Körper, die von dort aus ihre Herdwirkung entfalten. Streuende Herde führen zu den unterschiedlichsten Erkrankungen und Erkrankungen wiederum zu Schlafstörungen. So auch die unangenehmen Begleiterscheinungen einer Allergie. Und noch einmal möchte ich Hans D. Gosau zitieren:

„Durch Tierversuche wurde bereits eindeutig nachgewiesen, daß die hauptsächliche Folge der Dauernoxe Amalgam ein allergisches Geschehen ist" und weiter: „... daß Amalgam so belastend ist, daß es als hochtoxisch und hochallergen einzustufen ist. Nicht ob, sondern nur wann ein solches allergisches Geschehen zum Ausbruch kommt, ist eine Frage der allgemeinen Abwehrlage des Patienten. Sie mag noch so gut sein, der Zusammenbruch kommt bestimmt.“

Ob mit oder ohne Allergie, Amalgam kann eine Ursache Ihrer Schlafstörungen sein oder aber gerade jener Tropfen, der zusammen mit anderen schlafhinderlichen Faktoren, das Fass zum Überlaufen bringt.

Tote Körper, lebendige Seelen

Ja, Sie lesen richtig, lieber Leser: tote Körper, lebendige Seelen, und auch dieses Kapitel hat mit Energie zu tun. Allerdings mit einer Energie, von der ich weiß, dass ihr so manch einer ungläubig oder ablehnend gegenübersteht: der Energie geistiger Wesen. Und das Kapitel ist auch nicht irrtümlich hier hineingerutscht, sondern es hat in diesem Buch über Schlafstörungen durchaus seine Berechtigung.

Ein Fallbeispiel:

Familie K. bat mich zu sich, weil der eineinhalbjährige Sohn in der Nacht mehrfach aufschrie und sich die gesamte Familie in ihrem Hause nicht so recht wohl fühlte. Ich rutete das Haus aus und fand eine Wasserader, die wir entstörten. Weder Spiegelenergien noch Elektrosmog belasteten den Schlafbereich oder die Kinderzimmer.

Der kleine Peter wurde zwar insgesamt ruhiger und umgänglicher, die nächtlichen Schlafstörungen jedoch blieben. Auch das ‚ungute Gefühl‘ der Familie besserte sich nicht.

Einige Zeit später bat mich Frau K. erneut zu sich und erzählte mir, mit anfänglicher Scheu, Folgendes: Immer dann, wenn sie mit ihrem Kind alleine zu Hause war, glaubte sie einen älteren Mann durch ihr Haus huschen zu sehen. An sich selbst zweifelnd, schwieg sie über ihre Erscheinungen. Dann jedoch stellte sich heraus, dass auch ihre Mutter, wenn sie zu Besuch war, diesen Jemand schon mehrmals gesehen hatte. Doch auch sie schwieg, weil sie sich nicht blamieren wollte. „Aber jetzt, vor ein paar Tagen, kam Peter plötzlich aufgeregt aus seinem Kinderzimmer gerannt, klammerte sich an mich und sagte: ‚Mann weggerannt'. Doch außer mir und Peter befand sich sonst niemand im Haus", meinte sie kopfschüttelnd. „Glauben Sie an Geister?" fragte sie mich.

Ich glaube nicht nur an sie, ich bin mir der Existenz geistiger Wesen sogar sicher. Die Heilige Schrift und ebenso alle anderen Religionsschriften bezeugen sie, und leider lassen auch die Auswirkungen magischer und satanischer Riten oder spiritistischer Sitzungen keinen Zweifel an deren Existenz.

Wir fanden heraus, dass es der erste Besitzer dieses Hauses sein musste, der nach Angaben von Frau K. auch hier verstarb. Als gläubige Christin bin ich jedoch der Überzeugung, dass es sich bei all diesen Erscheinungen um dämonische Werke handelt, an die mit Vorsicht, ja sogar mit äußerster Vorsicht herangegangen werden muss.

Wir baten einen Pfarrer, das Haus zu segnen und um göttlichen Schutz zu bitten. Auch wir beteten. Vom Tage der Segnung an schlief der kleine Peter durch und die Familie fühlt sich seitdem wohl.

Wie die Begegnungen des geistigen Wesens mit dem kleinen Peter aussahen, wie und warum sie ihn monatelang aus dem Schlaf rissen, wissen wir nicht, und es wird wohl auch für immer ein Geheimnis bleiben. Tatsache jedoch ist, dass zwischen dem Geistwesen, der Haussegnung und dem Schlafverhalten von Peter ein Zusammenhang bestand und Tatsache ist auch, dass das Argument der Einbildung bei einem knapp zweijährigen Kind mit Sicherheit entfällt.

Die schönste List des Teufels ist es, uns zu überzeugen, dass es ihn nicht gibt. Charles Baudelaire

Sehen wir einmal von okkulten Zeremonien oder der bewussten Anrufung Toter ab, was ja aus der Erfahrung zahlreicher Erlebnisberichte äußerst gefährlich ist, so finden sich sehr viele Menschen, die von unerwarteten Begegnungen mit Verstorbenen berichten können. Diese Leute sahen die Toten – meist handelte es sich dabei um verstorbene Verwandte – unvermittelt und ungewollt leibhaftig vor sich stehen. Sie berichten, dass die Seelen mit ihnen sprachen oder ihnen gute Ratschläge erteilten, und andere wiederum geben an, dass sie von den Erscheinungen oftmals aus dem Schlaf gerissen wurden. Ich erlebte sogar schon eine Familie, die durch den ‚Spuk' des verstorbenen Vaters an den Rand eines Nervenzusammenbruchs getrieben wurde: Verschlossene Türen standen plötzlich wieder offen, Schranktüren schlugen auf und zu und die Küchenlampe schaukelte oftmals, ohne ersichtlichen Grund, wie wild hin und her. Das alles geschah nicht nur, als die Ehefrau des Verstorbenen alleine war, sondern auch im Beisein der Tochter, des Schwiegersohnes und der Enkelin.

Warum einige Seelen in Erscheinung treten oder erdgebunden sind und andere nicht, warum einige Menschen die geistigen Wesen sehen und andere wiederum nicht, bleibt ein Geheimnis aus der uns verborgenen unsichtbaren Welt. Dennoch dürfen wir dieses Phänomen nicht einfach ignorieren oder totschweigen und schon gar nicht die betroffenen Menschen als Spinner darstellen oder sie der Halluzination bezichtigen. Wohlgemerkt, ich spreche hier nicht von den Menschen, die sich bewusst okkulten oder satanischen Praktiken verschrieben haben, sondern von jenen unbedarften Menschen, die ahnungslos und unerwartet mit dem Phänomen Geistwesen konfrontiert werden. Denn gerade hierin liegt ein nicht zu unterschätzendes Problem: Während bei vielen anderen Völkern dieser Welt die Existenz geistiger Wesen eine reale Selbstverständlichkeit ist, tabuisiert unsere Gesellschaft dieses Thema, belächelt es oder greift die Leute, die darüber reden, gnadenlos an. Deshalb wagen es viele Betroffene nicht, über ihre Erscheinungsbilder zu reden. Sie schämen sich ihrer sogar und verschweigen sie letztendlich. Doch gerade das Verschweigen, das Gefühl, sich niemandem anvertrauen zu können, führt diese Menschen häufig in eine seelische Krise. Ihre Erlebnisse passen nicht in das nüchterne Realitätsdenken unserer Gesellschaft und sie haben Angst, als psychisch krank abgestempelt zu werden oder es vielleicht sogar zu sein. Selbstzweifel entstehen.

Neben dem bloßen Erscheinen von Verstorbenen gibt es auch noch die Anklammerung von Seelen und die Besessenheit. Die beiden letztgenannten Formen finden sich sehr häufig bei jenen Menschen, die sich okkulten Praktiken hingeben oder hingegeben haben. Anklammerung und Besessenheit von dämonischen Energien können sich in schweren körperlichen und psychischen Reaktionen äußern wie beispielsweise Aggressionsausbrüchen, unerklärbaren Handlungen, Süchten, Depressionen, inneren Blockaden und natürlich auch massiven Schlafstörungen.

Der Psychologe und katholische Ordensgeistliche Dr. Jörg Müller schreibt in seinem höchst interessanten und lesenswerten Buch ‚Verwünscht, verhext, verrückt oder was?' (Betulius Verlag Stuttgart): „Allgemein aber erkennt man inzwischen an, dass solche Störungen meist auch mit neurotischen oder psychotischen Krankheitsbildern einhergehen, sich also vermischen. Wenn entsprechende Test-Gebete Reaktionen hervorrufen, kann man von dämonisch bedingten Störungen ausgehen."

Pater Dr. Jörg Müller, den ich selbst in einem wunderbaren Vortrag erlebte, stellt in diesem Buch sehr interessante Fallbeispiele vor. Zudem zeigt er Möglichkeiten auf, rein psychische Erkrankungen von dämonischen Angriffen zu unterscheiden, und gibt entsprechende Hilfestellungen. Insbesondere aber ruft er die Verantwortlichen der Kirchen auf, sich dieser uralten, aber heiklen Thematik wieder intensiver anzunehmen und den Auftrag unseres Herrn Jesus Christus zu erfüllen, der da lautet: das Evangelium zu verkünden, Kranke zu heilen und böse Geister auszutreiben (Matthäus 10, 1-8).

Ein weiteres Fallbeispiel:

Eine junge Familie bat mich um Hilfe. Ihr acht Monate alter Sohn schrie jede Nacht herzzerreißend, und das von genau ein Uhr bis genau drei Uhr. „Das geht schon seit einem halben Jahr so“, meinte die Mutter, die blass und abgemagert aussah und am Ende ihrer Kräfte schien. Sie stöhnte: „Mein Mann und ich haben beschlossen, aus dieser Wohnung auszuziehen, wir halten es hier nicht länger aus.“ Dann fuhr sie fort: „Ich glaube aber, das nutzt nicht viel, denn die nächtliche Schreierei von Markus fing kurz nach dem Tod von meinem Onkel an. Manchmal habe ich das Gefühl, er ist hier in der Wohnung. Das wäre in einer neuen Wohnung sicherlich auch nicht anders.“ Das erregte meine Aufmerksamkeit, denn das Zimmer von Markus war weder durch Erdstrahlen noch durch Spiegel oder Elektrosmog gestört.

Mit gesenktem Kopf erzählte sie mir weiter, dass seit etwa vierzehn Tagen ihr Mann jede Nacht aufstehen müsse, um das Kind zu beruhigen, weil ‚irgendeine Kraft‘ sie selbst in ihrem Bett festhalte. Sie wolle zwar aufstehen, könne aber nicht. „Es ist, als liege ein schwerer Gesteinsbrocken auf mir“, sagte sie.

Hier mußte rasch gehandelt werden. Wir verständigten sofort den Pfarrer, um die Wohnung segnen und um Fürsprache für die Seele bitten zu lassen. Weiterhin bat ich sie, selbst intensiv für die Seele ihres Onkels zu beten.

Etwa vierzehn Tage später bedankte sie sich und informierte mich überglücklich, dass ihr Sohn seit dem Besuch des Pfarrers durchschlief und sie selbst allmählich wieder Kraft in sich spüre.

Die Gedanken sind frei, ebenso der Glaube. Damit bleibt es jedem selbst überlassen, ob er an ein Weiterleben der Seelen, an gute und dämonische Geistwesen glaubt oder nicht. Dennoch ist es ratsam – speziell bei Kindern, die ihre Erscheinungen verbal noch nicht artikulieren können – letztendlich auch diese Möglichkeit der Schlafstörung in Betracht zu ziehen. Erwachsenen, die sich durch geistige Wesen belästigt oder belastet fühlen, rate ich, sich vertrauensvoll an einen Geistlichen zu wenden, um durch Gebete herauszufinden, ob und um welche okkulte Belastung es sich handelt.

Wissen die Steine um die Existenz der Pflanzen? Wissen die Pflanzen um die Existenz der Tiere? Wissen die Tiere um die Existenzebene des Menschen? Nein, und dennoch gibt es die jeweils höhere Lebensform. Wissen wir um die nächsthöhere Form?

Was unbegreiflich ist, ist darum nicht weniger wirklich.

Blaise Pascal

An dieser Stelle möchte ich betonen, dass ich in keiner Weise mit irgendwelchen Geistwesen in Kontakt trete oder mich mit ihnen beschäftige. Auch fühle ich mich weder berechtigt noch berufen, Geistwesen auszutreiben oder in sonstiger Form gegen sie vorzugehen.

Ich schreibe dieses Buch als Heilpraktikerin und Rutengängerin, bin jedoch der Ansicht, dass dieses Thema nicht länger verdrängt und totgeschwiegen werden darf. Schon deshalb nicht, um den Betroffenen die Möglichkeit zu geben, ohne Angst und Scheu über ihre Erlebnisse oder Empfindungen zu reden, ihnen fachgerechte geistliche Hilfe zu bieten und jedem Missbrauch vorzubeugen.

Schlafstörungen durch körperliche Erkrankung

Wie schon oft erwähnt, birgt jegliche körperliche Erkrankung auch das Symptom der Schlafstörung in sich. Selbst ein banaler Schnupfen kann uns für einige Nächte den Schlaf rauben. Um wieviel gravierender und langwieriger tun dies dann chronische Schmerzen, Atemnot, ständiger Harndrang, Herzstörungen oder juckende Hauterkrankungen.

Selbstverständlich muss hier zuerst das bestehende Grundleiden behandelt werden, damit sich der gesunde Schlaf wieder einstellen kann.

Mit dieser Aussage wäre das Kapitel an dieser Stelle normalerweise beendet, denn das, was zu dem Thema ‚Krankheitsbedingte Schlafstörungen' gesagt werden musste, ist damit gesagt. Der kranke Mensch nimmt ein paar Mittelchen gegen seine Schmerzen, seine Herzstörungen, sein Asthma, sein Rheuma oder seine Allergie und hofft dann, dass auch seine Schlafstörungen verschwinden, was zugegebenermaßen auch passieren kann. Aber wie lange?

Schlafstörung ist ein Symptom, aber auch Krankheit ist letztendlich nur ein Symptom, nämlich das sicht- oder fühlbare Symptom einer tieferen Ursache. Im Abschnitt über den Aufbau unseres Körpers beschrieb ich die drei Wege, an deren jeweiligem Ende die Krankheit steht. Die Anfänge, d.h. die drei ursächlichen Erkrankungsgründe möchte ich hier noch einmal kurz verdeutlichen:

1. die psychische Situation
2. die körperliche Lebensweise
3. das äußere energetische Umfeld

Das energetische Umfeld haben wir in den vorangegangenen Kapiteln ausführlich besprochen. Wenden wir uns deshalb nun der körperlichen Lebensweise zu, also der Art und Weise, wie wir mit unserem Körper umgehen.

Viele Jahre hindurch überfüttern wir unseren Körper mit toter, lebloser Nahrung, welcher nicht nur die Vitalstoffe, sondern auch die Lebensschwingung fehlten, halten uns die meiste Zeit in stickigen, mangelbelüfteten Räumen auf, bewegen uns zu wenig und vergiften ihn mit negativen Emotionen. Dazu trinken wir Unmengen Säure bildenden Kaffee, rauchen, trinken Alkohol oder setzen unseren Organismus unter physischen oder psychischen Dauerstress.

Dann sind wir erstaunt, dass wir ‚plötzlich' krank werden, und suchen die Schuld bei winzigen Erregern, dem Wetter oder der Zugluft. Schnell und problemlos unterdrücken wir den Hilfeschrei des Körpers mit einem passenden Medikament, beheben die unangenehmen Begleitsymptome und führen den ungesunden Lebenswandel weiter.

Immer mehr Stoffwechselgifte und unbrauchbare Nahrungsbestandteile sammeln sich an und müssen in jeder freien Ecke deponiert werden, weil der Körper mit der Ausscheidung überfordert ist. Die feinstofflichen Energiekanäle verstopfen, ein gesunder Energieaustausch findet nicht mehr statt. Im Darm entstehen Gärung und Fäulnis. Die Zellen verstopfen und verschleimen, wodurch der vitale Stoffwechsel teilweise zum Erliegen kommt. Jetzt kann sich der Organismus nur noch mit einer neuen Krankheit oder besser gesagt einem neuen Reinigungsversuch retten. Pustekuchen, denn auch dieser wird wieder mit bunten Pillen und Pülverchen gestoppt. Bis es dann heißt: Nichts geht mehr!

> Als Krankheit bezeichnet man jegliche Fehlfunktion von Körper, Seele und Geist. Doch ich möchte es einfacher ausdrücken:
>
> **Krankheit ist Vergiftung – Heilung ist Entgiftung!**

Und das gilt sowohl für den körperlichen als auch den psychischen Bereich. Der Ausbruch einer Krankheit ist nichts anderes als der verzweifelte Versuch des Körpers, die angesammelten Schlack- und Giftstoffe wieder loszuwerden.

Den Grad Ihrer Vergiftung können Sie selbst ‚erduften': Je stärker Ihre Ausscheidungen riechen, umso stärker ist Ihr Organismus belastet, umso mehr Gärungs- und Fäulnisprozesse finden im Darm statt. Und Dies ist natürlich ein idealer Nährboden für Pilze, Bakterien oder Viren.

Nicht die winzigen Erreger oder die Zugluft sind schuld an einer Erkrankung, sondern der Mensch selbst. Er hat durch eine falsche Lebensweise den Nährboden geschaffen, auf dem sich die vermeintlich bösen Erreger ungehindert vermehren können!

Werden auch Sie sich bewusst: Ihr Körper kann nur mit den Stoffen arbeiten, die Sie Ihm zur Verfügung stellen!

Die Menschen erbitten sich Gesundheit von den Göttern;
dass sie selbst darauf Einfluß nehmen können, wissen sie nicht!

Heraklit

Eine weitere Folge der unnatürlichen Lebensweise ist die **Übersäuerung** des Körpers. Heute weiß man, dass ein übersäuerter Organismus mitverantwortlich ist für die allermeisten Erkrankungen bis hin zu Rheuma und Krebs. Ein übersäuerter Körper beispielsweise auf einer Wasserader oder in permanentem Elektrosmog sind hervorragende Bedingungen für fast jede Krebsart.

Unsere Ernährung ist bis auf die wenigen Ausnahmen – Obst, Gemüse, Salat, Sprossen und Soja – Säure bildend, d. h. ihr Stoffwechselendprodukt ist eine Säure. Nun reichen aber in den allermeisten Fällen die körpereigenen Maßnahmen nicht aus, um den Säureüberschuss zu neutralisieren: Der Organismus übersäuert.

Verschlackt, verschleimt, übersäuert, gestresst, gehetzt und verärgert. Umweltverschmutzung, Wasseradern, Elektrosmog,

Nachtspeicheröfen, Schmuck, Spiegel, Amalgam. Bedarf es da noch einer Erklärung über den Gesundheitszustand eines jeden Einzelnen von uns? Doch jeder von uns hat es selbst in der Hand, seinen Körper von verschlackendem Müll zu befreien und ihn im basischen Bereich zu halten. Wir alleine entscheiden, wieviel Sauerstoff wir ihm zuführen und wieviel Bewegung wir ihm gönnen. Auch ist es unsere freie Entscheidung, mit welchen und mit wieviel Medikamenten wir den körperlichen Reinigungsprozess unterbinden.

Selbstverständlich darf bei jeder Erkrankung auch die seelische Situation nicht vergessen werden. Körper und Seele lassen sich, wie wir wissen, nicht trennen. Diesem vielseitigen und interessanten Thema jedoch habe ich ein eigenes Kapitel gewidmet. Bleiben wir also vorerst beim stofflichen Körper.

Ununterbrochen ist jede einzelne Zelle Ihres Körpers bemüht, den Organismus in einem biologischen und energetischen Gleichgewicht zu halten. Aber wie gesagt, dies kann er nur mit dem, was Sie ihm zur Verfügung stellen!

Behandeln Sie also Ihre Krankheit nicht oberflächlich. Pakken Sie sie an der Wurzel! Ihr Körper besitzt ein einzigartiges Reparatursystem, das unentwegt in Aktion ist, um Ihren Organismus funktions- und lebensfähig zu erhalten. Unterstützen Sie ihn dabei!

- Fasten Sie, wenn Sie krank sind. Damit erhält Ihr Körper die Zeit und die Chance, alte angesammelte Schlackstoffe auszuscheiden.
- Machen Sie zusätzlich Darmeinläufe, um die Giftstoffe möglichst rasch aus dem Darm herauszuspülen.
- Trinken Sie täglich mindestens zwei bis drei Liter Flüssigkeit in Form von kohlensäurearmem oder, noch besser, kohlensäurefreiem Mineralwasser, dünnen Kräuter- oder Grüntees.
- Durchfluten Sie Ihren Körper mit lebendigem Sauerstoff durch eine tiefe bewusste Atmung und ausreichende Bewegung an frischer Luft.

- Vermeiden Sie ein Übermaß an Stress und denken Sie liebevoll und positiv.
- Sorgen Sie zudem noch für einen störungsfreien Schlafplatz.

All diese Maßnahmen helfen dem kranken Körper, sich selbst zu heilen und gesund zu bleiben. Sie gelten selbstverständlich auch für Kinder.

Der Mensch ist das einzige Lebewesen mit Verstand; alle Verhaltensumstellungen oder Änderungen von Gewohnheiten beginnen bei ihm im Kopf. Er will verstehen, was er tut. Seine Handlungsweise soll einem tieferen Sinn entsprechen. Von diesem tieferen Sinn soll in den nächsten Kapiteln die Rede sein.

Ernährung

Niemand wird abstreiten, dass die Ernährung der wichtigste Aspekt einer gesunden Lebensweise ist. Sie entscheidet über Vitalität oder Schwäche, Gesundheit oder Krankheit und damit über erholsamen oder gestörten Schlaf.

Sich ernähren heißt, seinen Körper mit den notwendigen Nährstoffen zu versorgen, ihn in *optimaler* Weise lebensfähig zu erhalten. Ernähren bedeutet also: das Richtige zu essen, um zu leben. Unsere heutige Wohlstandsgesellschaft allerdings hat die Wertigkeit der Ernährung verändert: Sie lebt, um genussvoll zu essen. Sie isst zu viel, zu eiweißreich, zu fett und zu süß.

Die Freude am guten Essen tötet mehr Leute als der Degen.

Französisches Sprichwort

Alles dreht sich heute ums Essen. Die Zeitschriften sind voll von leckeren Rezepten, exotischen Torten und kurzfristigen

Diätvorschlägen. Niemand aber fragt sich: ‚Kann mein Körper all die Zutaten, die da so bunt zusammengewürfelt sind, auch verdauen?‘ Sicherlich sind all die tollen Rezepte ein Genuss für den Gaumen und sie befriedigen die Seele. Doch befriedigen sie auch den Körper? Hat diese schmackhafte Mixtur noch irgendetwas lebendig Verwertbares, das ich meinem Organismus zum Arbeiten zur Verfügung stellen kann? Meist lautet die Antwort ‚nein‘.

Jetzt fragen sich sicherlich viele, was soll ich denn überhaupt essen? Nun, die Frage ist schnell beantwortet: Obst, Salate, Keime, Sprossen, Nüsse, Beeren und Gemüse roh oder schonend gedämpft in allen Variationen. Ab und zu einmal ist ein Frischmilchprodukt erlaubt. Diese Ernährung wäre für Ihren Körper Vitalität pur. Erst in zweiter Linie, und das nach Möglichkeit noch nach den Kriterien der Trennkost getrennt, die totgekochte, verfälschte, denaturierte und übersäuernde Hausmannskost, wie sie in der Hauptsache heute auf unseren Tischen steht.

An dieser Stelle möchte ich Helmut Wandmaker zitieren, der in seinem grandiosen Buch „Willst Du gesund sein? Vergiß den Kochtopf!“ des Menschen beste Ernährung auf den Punkt bringt:

„*Nur* der Mensch kocht, brät, schmort, röstet die von der Natur eßfertig bereitgestellte energiereiche Nahrung bis zur Asche! *Nur* der Mensch nimmt Medikamente! *Nur* der Mensch trinkt Milch nach der Entwöhnung von der Mutterbrust!“

Und weiter: „Du sollst das essen, was (ohne Feuerbehandlung und Werkzeug) am besten riecht, aussieht und schmeckt! Damit weißt Du alles über die richtige Ernährung!“

Wie recht er doch hat!

Siechtum und Tod sitzen im Darm. Und das, weil die nur halb anverdauten Speisereste unserer üblichen Kochkost zu lange im Darm verweilen und dort zu Gärung, Fäulnis und Verwesung führen. Die sich daraus bildenden Giftstoffe werden dann über die Darmwand ins Blut aufgenommen und im Organismus verteilt.

Bleiben wir noch einen Augenblick bei den Zutaten unserer gewohnten Hausmannskost:

Fleisch: Fleisch ist tote Nahrung vom toten Tier und der menschliche Körper ist auf die Fleischverdauung in keiner Weise eingestellt. Wegen der überlangen Passagezeit der anverdauten Fleischreste durch unseren Darm – manchmal bis zu 72 Stunden! – entstehen Fäulnis- und Giftstoffe, die, wie bereits gesagt, über die Darmwand ins Blut gelangen. Außerdem enthält Fleisch zu viel Harnsäure, zu viel Cholesterin und zu wenig Ballaststoffe. Übermäßiger Fleisch- und Wurstverzehr ist die Hauptursache von Rheuma und Gicht.

Brot und Getreide: Getreide in seiner keimenden, d.h. in seiner lebenden Form ist ideal. Leider aber wird das Getreide heute verfeinert, veredelt, zermahlen, totgebacken oder totgekocht. Damit wird das Getreide und ihre Produkte daraus äußerst schwer verdaubar und trägt zudem zur Übersäuerung bei. Weißbrot beispielsweise besitzt keinen nennenswerten Nährwert mehr. Ein gravierender negativer Aspekt jedoch ist, dass erhitzte pflanzliche Stärke (Kohlehydrate) klebt, das heißt, durch die Feuersglut für den Körper zu schwerverdaulichem Kleister wird und diesen extrem verschleimt (Wandmaker, Willst Du gesund sein? Vergiß den Kochtopf! S. 110).

Sind nicht die klebrig gekochten Nudeln oder der pappige Reis der sichtbare Beweis hierfür?

Essen Sie gerne *Müsli?* Dann machen Sie einmal folgenden Versuch: Bereiten Sie Ihr Müsli mit verschiedenen Getreidesorten, Obst und Milch wie gewohnt zu und lassen Sie diese Mischung anschließend einige Stunden ungekühlt stehen. Möchten Sie diese Masse jetzt noch essen? Sicherlich nicht. So aber schaut diese Mischung auch in Ihrem Magen-Darm-Trakt aus und führt dort zu Gärung. Verdauungsbeschwerden, Völlegefühl und Blähungen bleiben da nicht aus.

Milch und Milchprodukte: Milch ist von der Natur zur Aufzucht von Säuglingen gedacht, nicht aber zur Dauerernährung erwachsener Menschen. Daher verfügt der menschliche Organismus ab der Entwöhnung von der Mutterbrust, also etwa ab dem dritten Lebensjahr, nur noch in geringen Mengen über die zur Milchverdauung notwendigen Enzyme Lab und Laktase. Der Körper kann somit die Milch und ihre Produkte daraus nur noch schwer bis gar nicht verdauen. Hinzu kommt die moderne Haltbarmachung der Milch. Homogenisieren, Pasteurisieren und Sterilisieren denaturieren die einstige Kälbernahrung in eine leblose Flüssigkeit, deren Inhaltsstoffe entweder wieder ausgeschieden oder als Schlacken deponiert werden müssen.

Auch das vielgelobte ‚gute Kalzium der Milch' ist kaum verwertbar. Zum einen, weil es an das Kasein-Eiweiß gebunden ist, das der erwachsene Mensch aufgrund des Labmangels nicht aufspalten kann, zum anderen, weil das Erhitzen der Milch das vitale organische Kalzium in das schwer verwertbare anorganische Kalzium umwandelt. Anorganisches Kalzium jedoch, das nicht ausgeschieden wird, muss an den Gefäßwänden und dem Bindegewebe abgelagert werden. Die allseits bekannte Verkalkung nimmt ihren Lauf. Dagegen enthält jede Obst- oder Gemüsesorte in rohem Zustand sofort verfügbares lebendiges Kalzium.

Milch, Milchprodukte und Getreideerzeugnisse sind die menschlichen Nahrungsmittel, die den Körper am meisten übersäuern, verschleimen und verschlacken. Dies erklärt auch, warum viele Vegetarier nicht wesentlich gesünder sind als der durchschnittliche Allesesser.

Zucker und Süßigkeiten: Der handelsübliche Industriezucker besitzt keinerlei Nährwert. Im Gegenteil: Er benötigt auf seinem Verdauungsweg sogar noch wertvolle Vitamine, insbesondere das Vitamin B1. Damit ist der Industriezucker ein Vitaminräuber. Zucker, Süßigkeiten und Kuchen machen dick, verursachen aufgrund ihrer starken Säurebildung Karies und irritieren den Blutzuckerspiegel.

Was süß schmeckt, wird oft bitter beim Verdauen.
William Shakespeare

Frische, lebendige Kost aus Gottes Garten dagegen enthält alles, was der Mensch zum Leben braucht, einschließlich der Enzyme, die zum Aufspalten und dem Zelleinbau der Vitalstoffe nötig sind. Sie ist schnell verdaut und hinterlässt weder Säuren noch Schlackstoffe. Obst, Kräuter und Gemüse sind von der Sonne schonend gekocht und enthalten deren energetische *Lebens- und Farbschwingungen* in sofort verfügbarer Form. Der gesamte Aufbau und die Funktionsweise unseres Körpers sind für diese Ernährung geschaffen.

Stellen auch Sie Ihrem Organismus lebendige unverfälschte Nährstoffe zur Verfügung, damit er Sie kraftvoll, gesund und vital durchs Leben führen kann. Aufwendige Rezepte oder Diätvorschläge braucht man da nicht. Probieren Sie es aus! Das Ergebnis wird Sie begeistern!

Denjenigen Lesern, die sich intensiver mit der Thematik der natürlichen Ernährung befassen möchten, empfehle ich zwei wunderbare Bücher: ‚Willst Du gesund sein? Vergiß den Kochtopf' von Helmut Wandmaker, und ‚Harmonische Ernährung' von Dr. Devanando Otfried Weise.

Das Land hat seinen Ertrag gegeben,
es segnet uns Gott. Psalmen 67,7

Natürlich kann man mit diesen wenigen Worten nicht alle Menschen gleich zu strengen Rohköstlern machen. Das ist auch nicht nötig und oftmals aus persönlichen und familiären Gründen auch nicht durchführbar. Aber: Halten Sie Ihrer Gesundheit zuliebe unbedingt das Verhältnis 60 : 40 ein, das heißt, täglich mindestens 60 % lebendige Nahrung (vital + basisch) und nur 40 % Kochkost (tot + übersäuernd)!

Optimal wäre es, diese 40 % Kochkost nach den Kriterien der Trennkost zu behandeln, um auch hier die bestmögliche Verdauung zu gewährleisten. Wie bereits erwähnt, bestehen unsere Nahrungsmittel in der Hauptsache aus Kohlenhydraten, Fetten und Eiweißen. Werden alle drei Hauptbestandteile zusammen gegessen (übliche Mischkost), so ist unser Verdauungssystem nicht in der Lage, diese ordnungsgemäß anzuverdauen und aufzuspalten. Dann tritt genau wieder das ein, was in diesem Kapitel ausführlich beschrieben wurde: Im Darm entstehen die unterschiedlichsten chemischen Vorgänge wie Gärung, Fäulnis und Verwesung. Durch die Trennung der Hauptbestandteile wird dies weitestgehend vermieden. Bei der Ernährungsform der Trennkost können Kohlehydrate und Fette miteinander kombiniert als Mahlzeit gegessen werden oder aber die Kombination Eiweiß und Fett. Zu beachten ist, dass zwischen beiden Nahrungsgruppen eine Essenspause von 3 bis 4 Stunden liegt.

Auch zur Trennkost gibt es sehr gute Literatur. Besonders empfehlenswert ist das ‚Kochbuch zur Trennkost' von Ingrid Schlieske und das jetzt neu erschienene ‚Backbuch zur Trennkost', ebenfalls von Ingrid Schlieske. Beide Bücher sind im Turm-Verlag erschienen.

An dieser Stelle möchte ich kurz auf den hochwertigen Eiweißlieferanten Soja eingehen. Soja ist der Fleischersatz schlechthin, zudem noch sehr ballaststoff-, vitamin- und mineralstoffreich. Soja fördert die Verdauung, ist sehr hilfreich bei der Gewichtsreduzierung und hinterlässt im Körper weder Schlacken noch Säuren. Nach ein bißchen Übung in der Zubereitung ist eine Sojamahlzeit von einer Fleischmahlzeit kaum noch zu unterscheiden. Wem eine gesunde fleischlose oder fleischarme Ernährung am Herzen liegt, dem empfehle ich das Buch: „Soja, Tofu & Co – Vom Fleisch, das auf dem Felde wächst", ebenfalls von Ingrid Schlieske. Auch dieses Buch ist über den Turm-Verlag erhältlich.

Die Trennkost in Verbindung mit ca. 60 % vitaler Rohkost halte ich für die weitaus beste Ernährungsform.

Ausreichende Bewegung

Ich denke, es ist heute kein Geheimnis mehr, dass zu einer gesundheitsbewussten Lebensführung auch ausreichende körperliche Bewegung gehört.

Ein regelmäßiges Körpertraining, entweder täglich oder 2 bis 3 mal die Woche, verbessert die Durchblutung, erhöht durch die tiefere Atmung die Sauerstoffzufuhr und kräftigt die Muskulatur. Mehrmals wöchentlich so richtig schwitzen, fördert die Ausdauer und die vermehrte Ausscheidung von Giftstoffen aus dem physischen Körper. Auch im feinstofflichen Bereich wird durch den angeregten Stoffwechsel verbrauchte Energie verstärkt ausgeschieden und frische Vitalenergie zugeführt. Somit reinigen ausdauernde sportliche Bewegungen nicht nur den stofflichen, sondern auch die feinstofflichen Körper. Sie stärken die Aura und aktivieren die Chakras.

Zudem führt Sport zu einer besseren Figur, kräftigt das Bindegewebe und aktiviert den Stoffwechsel. Dass aber Sport nicht nur gesund ist, sondern auch noch glücklich macht, wird jeder aktiv Trainierende bestätigen. Das ‚Glücksgefühl' wird durch die Bildung eines körpereigenen Hormons, das sogenannte ß-Endorphin, hervorgerufen. Dieses Hormon hat opiatähnliche Wirkung und äußert sich in Stimmungsaufhellung bis hin zu Euphorie. Außerdem dämpft es die Schmerzempfindung und baut Stress ab, führt also zu vegetativer Beruhigung, was auch für die Schlafqualität von Bedeutung ist.

Jede regelmäßige sportliche Betätigung belebt Körper, Seele und Geist. Auch kann nur ein trainierter Körper mit genügend Elastizität und Ausdauer leistungsfähig und vital sein.

Das Leben liegt in der Aktivität und in der körperlichen Bewegung, dafür ist unser Körper erschaffen worden. Von Anbeginn musste sich der Mensch durch harte körperliche Arbeit sein tägliches Brot verdienen und meist nur mit Muskelkraft und einfachem Werkzeug ums Überleben kämpfen. Seinerzeit, so könnte ich mir sehr gut vorstellen, waren trotz harter und unbequemer Schlafstätten Schlafprobleme sicherlich unbekannt. Wir jedoch haben uns heute zu einem vorwiegend ‚denkenden' und ‚sitzenden' Volk entwickelt. Hochmoderne Maschinen erledigen per Hebel oder Knopfdruck unsere Arbeit. Wir sitzen im Auto, im Büro und vor dem Fernseher und wundern uns dann, dass wir abends nicht schlafbereit sind.

Leider ist diese Entwicklung bereits auch bei unseren Kindern und Jugendlichen feststellbar. Anstelle auf Wiesen, Spiel- oder Fußballplätzen herumzutoben, sitzen sie nach der Schule und den Hausaufgaben vor ihren elektronischen Spielgefährten, vor dem Computer und abends vor dem Fernseher. Ein solch unterforderter Organismus fällt natürlich auch nicht gleich erschöpft in den Schlaf.

Um so bedeutungsvoller wird daher in der heutigen Zeit der sportlich bewegende Ausgleich, und das gilt für jung und alt.

Gerade für Menschen mit Schlafstörungen ist es unerlässlich, sich tagsüber ausreichend kräftig zu bewegen. Die normalen gewohnten Alltagsbewegungen reichen für einen trainierten Körper nicht aus. Ideal sind Wandern, Radeln, Joggen und Schwimmen, aber auch regelmäßige Gymnastik oder Fitness-Programme leisten ihre Dienste.

Unsere Natur ist in der Bewegung;
völlige Ruhe ist der Tod.

Blaise Pascal

Lebensenergie

Ohne Lebensenergie ist Leben nicht möglich. Ausreichende Lebensenergie ist gleichzusetzen mit Kraft, Gesundheit und Lebensfreude, Mangel dagegen bedeutet Krankheit, Siechtum und Tod. Doch woher kommt sie?

Die Hauptquellen unserer Lebensenergie sind die *Sonne,* die *Luft* und die *Erde.* Einen Teil der Lebensenergie erhalten wir über frische, lebendige Nahrung.

Sonnenenergie

Licht ist Leben. Unentwegt sendet die Sonne Energiestrahlen unterschiedlicher Wellenlänge und Frequenzen aus, die für das Leben auf dieser Erde unentbehrlich sind.

Das weiße Sonnenlicht trifft auf den menschlichen Körper und wird in erster Linie vom Milzchakra in seine sechs Spektralfarben Rot, Orange, Gelb, Grün, Blau und Violett gespalten. Die so entstandene Farbenergie wird von den Meridianen an die übrigen Chakras bzw. Organbereiche weitergeleitet.

Das Phänomen Licht ist also eine Bündelung von Farbfrequenzen, wobei jede Farbe über eine eigene Schwingungsenergie verfügt, die tief in unser bioenergetisches System eingreift. Sonnenlicht schenkt Lebensenergie und aktiviert den gesamten Stoffwechsel. Das Licht der Sonne reinigt und entschlackt den Organismus und wirkt sich positiv auf Geist und Seele aus.

Lichtmangel dagegen äußert sich in Lustlosigkeit, Konzentrationsmangel, Abgeschlagenheit, Kopfschmerzen und Schlafstörungen. Auch die bei uns so weit verbreitete Sehnsucht nach Sommer, Sonne und Süden ist ein Zeichen für fehlende Sonnenenergie. Tanken Sie so oft es geht die Energie des Tages- und Sonnenlichtes für Ihr körperliches und geistiges Wohlbefinden! Gehen Sie hinaus in die freie Natur.

Das Licht der Sonne ist die existentielle Grundlage jeglichen Lebens. Doch auch hier erweist sich ein Zuviel als schädlich. Vermeiden Sie stundenlanges Liegen in der prallen Sonne, denn das ist gefährlich und führt neben Verbrennungen zu Hautschäden und Hautkrebs. Auch im Schatten verbreitet die Sonnenenergie ihre wohltuende Wirkung.

Luftenergie

Die Luft, die wir atmen, enthält zum einen den lebensnotwendigen Sauerstoff, zum anderen Sonnenenergie. Ohne Sauerstoff gibt es, ebenso wie ohne Licht, kein Leben. Sauerstoff ist an allen biochemischen Vorgängen des Organismus beteiligt, er ist der Atem des Lebens. Was der Sauerstoff für den physischen Körper ist, ist die Luftenergie für die feinstofflichen Körper. Letztendlich jedoch ergänzen sie sich, verschmelzen im Stoffwechsel zu einer lebensnotwendigen Symbiose.

Sauerstoff nehmen wir über die Atmung auf. Durch das Einatmen führen wir unserem Organismus frischen Sauerstoff zu, die Ausatmung befreit uns von verbrauchter Luft und Schadstoffen. Die Luftenergie wird von den Chakras angesaugt, transformiert und über die Energiebahnen verteilt. Auf diese Weise versorgen die Chakras über die feinstoffliche Ebene unseren stofflichen Körper mit der notwendigen Lebensenergie.

Nur ein ‚vollgetankter' Körper ist leistungsfähig, vital und gesund. Voraussetzung dafür ist allerdings viel frische Luft, Bewegung und eine tiefe, bewusste Atmung.

Erdenergie

Die dritte Komponente in der Gesamtheit der kosmischen Energie ist die Erdenergie.

Wir sind Kinder der Erde, leben mit ihr, werden aus ihr geboren und werden wieder zu ihr. Dass unsere Erde enorme Mengen an Lebensenergie besitzt, beweist der Sämling. Einmal dort eingebracht, entwickelt er seine volle Lebenskraft, reift heran, bricht durch und wächst der Sonne entgegen.

Auch der Mensch bezieht einen Teil seiner Lebensenergie aus der Erde. Über die Fußsohlen wird die Erdenergie aufgenommen und im gesamten Körper verteilt. Dies geschieht unbemerkt, also über die unbewusste Ebene.

Machen Sie es zu einem Akt des Bewusstseins. Gehen Sie so oft wie möglich barfuß, um die ganze Kraft der Erde aufzunehmen (Leder- bzw. Gummisohlen verhindern die Energieaufnahme erheblich). Stellen Sie sich auf einen Wiesen- oder Waldboden und lassen Sie die Erdenergie in sich einströmen. Barfußlaufen hat allerdings noch einen weiteren, nicht unerheblichen Vorteil für Ihre Gesundheit: Es stimuliert die Fußreflexzonen und verbessert so den meridialen Energiefluß erheblich.

Nutzen Sie die Lebenskräfte der Natur in ausreichendem Maße für Ihre Gesundheit. Es gibt sie überall kostenlos.

Nicht wir, die Naturkräfte sind die Ärzte.
Hippokrates

Körperhaltung

Damit die aufgenommene Lebensenergie auch ungehindert fließen kann, ist eine gerade Körperhaltung von enormer Wichtigkeit.

Nicht einmal bei Kindern und Heranwachsenden wird auf eine exakte Haltung geachtet. Die Schultern hängen, die Wirbelsäule gleicht einem Fragezeichen und der Gang ist schleifend. Bei den Erwachsenen ist es nicht viel anders, nur dass hier häufig noch ein beachtlicher Bauch zu schleppen ist. Die Kräfte, die somit auf die Wirbelsäule, die Bandscheiben und die stabilisierende Muskulatur einwirken, sind enorm.

Eine schlaffe und krumme Körperhaltung führt zu Wirbelsäulenschäden, Schmerzen und Verspannungen und engt den Brustkorb ein. Damit wird die ohnehin schon flache Brustatmung noch weiter eingeschränkt. Und das bedeutet weniger Sauerstoff und weniger Lebensenergie.

Außerdem staut ein nach vorne abfallender Oberkörper die feinstoffliche Energie in der Magengegend und behindert somit den ganzheitlichen Energiefluss. Dies kann sowohl den Herzbereich oder den gesamten Verdauungstrakt beeinträchtigen, was natürlich keine idealen Voraussetzungen für einen gesunden, erholsamen Schlaf sind.

Ebenso ungünstig wirkt sich eine seitliche Schiefstellung auf das Gesamtbefinden aus. Diese wird in der Regel durch ungleiche Beinlänge, was häufiger vorkommt, als man annimmt, oder durch Hüftgelenkprobleme verursacht. Daraus resultieren Rükkenschmerzen, Muskelverspannungen, Knieprobleme und Kopfschmerzen. Es erscheint logisch, dass derartige Beschwerden auch den Schlaf beeinträchtigen.

Sehr häufig beobachtet man bei Frauen und Mädchen mit langen herabhängenden Haaren eine seitlich geneigte Kopfhaltung, um trotz der Haarpracht sehen zu können. So hübsch eine solche Frisur auch sein mag, auf längere Sicht jedoch kann eine derartige unnatürliche Kopfneigung ebenfalls fatale Folgen haben: Wirbelsäulendeformierung, Nackenverspannungen, Kopfschmerzen, Sehstörungen, Kieferprobleme und die daraus resultierenden Schlafstörungen.

Selbstverständlich dürfen wir auch den psychischen Aspekt einer laschen, eingeknickten Körperhaltung nicht vergessen. Weil aber viele Worte oft weniger sagen als die eigene Selbsterfahrung, bitte ich Sie nun, diesen Test einmal selbst zu machen: Stehen Sie dazu auf und lassen Sie ihre Schultern einfach schlaff herabhängen, ganz bequem, ohne jegliche Stabilität der Wirbelsäule. Ihr Oberkörper wird dadurch nach vorne gezogen. Gehen Sie nun so durch den Raum. Und wo schauen Sie hin?

Richtig, nach unten auf den Boden. Sie fühlen sich klein und eingeengt, ihr Blickfeld ist eingeschränkt und Ihre Atmung behindert.

Nun aber schieben Sie Ihre Brustwirbelsäule vor und ziehen die Schultern leicht zurück. Beobachten Sie, wie sich durch diese aufrechte Körperhaltung auch der Kopf hebt. Und wo schauen Sie jetzt hin? Richtig. Nach vorne und nach oben. Jetzt sehen Sie dahin, wo Sie in Ihrem Leben immer hinsehen sollten, und auch dahin, wohin Sie Ihr Lebensweg führen sollte: Nach vorne und nach oben, mit erhobenem Haupt, zielstrebig. Spüren Sie, wie sich Ihr Blickfeld um Dimensionen erweitert hat? Und wie sich plötzlich das wunderbare Gefühl einstellt: Ja, ich bin wer! Die Welt steht mir offen. Ich erreiche mein Ziel.

Eine gerade, aufrechte Körperhaltung fördert Ihr Selbstvertrauen und wandelt Ihr geistiges Verhältnis zu sich selbst, zu Ihrer Umwelt und zu Ihren Sorgen fast augenblicklich ins Positive.

Sie können nicht einschlafen, weil seelische Probleme, Sorgen und Ängste Sie daran hindern? Dann gehen Sie ab sofort aufrecht! Bieten Sie Ihren Ängsten die Stirn! (Lesen Sie dazu auch das Kapitel: Psychische Faktoren!) Machen Sie die Bauchatmung, ziehen Sie die kosmische Lebensenergie in sich hinein und lassen Sie diese ungehindert fließen. Erleben Sie die wunderbare Wandlung ihres Selbstwertgefühls.

Es bedarf keiner Frage, dass massive Haltungsschäden von einem Facharzt oder Physiotherapeuten korrigiert werden müssen.

Gehen Sie nicht länger ‚geknickt' durch diese Welt! Gehen Sie aufrecht!

Dies gilt insbesondere für Kinder und Heranwachsende, deren Gesundheit und positive Entwicklung entscheidend von einer aufrechten Körperhaltung und fließenden Lebensenergie abhängig ist.

Von allen Geschöpfen der Erde können nur die Menschen ihre Verhaltensmuster ändern. Einzig der Mensch ist seines Schicksals Schmied. Marilyn Ferguson

Farben

Aus der Psychologie und der Farbtherapie wissen wir, dass Farben für die Gesundheit, insbesondere für das Wohlbefinden und die Lebensfreude des Menschen, eine entscheidende Rolle spielen. Die feinen Farbenergien sind Nahrung für Körper, Seele und Geist und dringen daher gleich auf mehreren Wegen in unseren Körper ein:

1. Über die Sinnesorgane
Wir sehen die Farben, die uns meist augenblicklich Eindrükke vermitteln; wir nehmen sie mehr oder weniger bewusst auf.

2. Über die Chakras
Hier erfolgt die Aufnahme über den feinstofflichen Bereich, das heißt unbewusst. In jedem Chakra herrscht eine bestimmte Farbfrequenz vor, Schwingungsenergie also, die für eine optimale Funktion der dazugehörigen Organbereiche unentbehrlich ist. Einzig unser Sonnenlicht deckt auf natürliche Art und Weise alle benötigten Farbfrequenzen ab. So auch die Frequenz von Blau, der Farbe, von der wir wissen, dass sie dämpfend, beruhigend und schlaffördernd wirkt.

Selbstverständlich spielen auch die Farben, mit denen wir uns umgeben, wie etwa Kleidung, Gestaltung der Wohnung oder des Arbeitsplatzes u.s.w. eine wichtige Rolle. Menschen, die an Schlafstörungen leiden, sollten daher allzu aggressive Farbgebungen, insbesondere im Schlafbereich meiden. Sehr hilfreich und schlaffördernd wirken dagegen blaue Elemente im Schlafbereich wie etwa pastellblaue Wände, blaue Vorhänge oder Bettwäsche.

3. **Über die Nahrung**
Die weitere Aufnahme der Farbenergie erfolgt über die lebendige frische Nahrung (speziell Obst und Beeren) und durchflutet den gesamten Körper.

Wie bereits erwähnt, führt Licht- und Farbmangel zu Antriebslosigkeit, Tagesmüdigkeit, Konzentrationsmangel, Kopfschmerzen und Depressionen. Wird nicht spätestens jetzt der Energiehaushalt durch Bewegung in Licht, Luft und Sonne und durch Zufuhr an lebendiger Nahrung ausgeglichen, wird der Mensch krank. Körperliche Beschwerden, Schmerzen und Schlafstörungen stellen sich ein.

Bis Sie Ihr Energiegleichgewicht wieder hergestellt haben, hilft bei Schlafstörungen auch eine gezielte **Farblichtbestrahlung** mit Blau. Sie fördert die natürliche Schlafbereitschaft. Nehmen Sie hierzu eine Lampe mit flexiblem Arm und farbneutralem Schirm, dazu eine blaue Glühbirne, die es überall im Fachhandel zu kaufen gibt. Bestrahlen Sie mit diesem Blaulicht Ihr Gesicht und Ihren Oberkörper unmittelbar vor dem Zubettgehen, eventuell auch Nacken und Hinterkopf. Die Bestrahlungszeit kann 5 bis 30 Minuten betragen, je nach Befinden. Probieren Sie es aus.

Bei Durchblutungsstörungen des Gehirns sollten Sie die direkte Blaulichtbestrahlung allerdings nicht anwenden!

Unterstützend und harmonisierend bei Schlafstörungen wirken auch die feinen **Lichtfarben der Heilsteine**. Hier sind zu empfehlen u.a. der *Amethyst,* der *Saphir,* der *Chalcedon* oder der *Sonnenstein*.

Wenn Sie sich einen Heilstein für Ihre Schlafstörungen kaufen wollen, lassen Sie sich in einem Fachgeschäft beraten. In letzter Konsequenz jedoch sollten Sie es Ihrer Intuition überlassen, welcher Stein für Sie der Richtige ist. Der Heilstein, der Sie anspricht, der Ihnen sozusagen ‚ins Auge springt‘, ist der Stein, der in Ihnen auch seine heilenden Kräfte entfaltet. Tragen Sie ihn dann entweder tagsüber als Kettenanhänger oder legen Sie ihn nachts unter Ihr Kopfkissen. Vergessen Sie die energetische Reinigung nicht!

Wenig Sinn allerdings macht eine Farblichtbestrahlung oder das Tragen von Heilsteinen, wenn Sie weiterhin auf einem geopathischen Störfeld liegen, Elektrosmog ausgesetzt sind oder eine Spiegelwand im Schlafzimmer haben. Die massive Negativenergie dieser Kraftfelder überlagert die feinen Farbschwingungen der Heilsteine bei weitem.

Schlechte Zeugen sind des Menschen Augen und Ohren,
wenn die Seele deren Sprache nicht versteht. Heraklit

Psychische Faktoren

Seelische Verstimmungen, die das Ein- oder Durchschlafen verhindern, kennt sicherlich jeder. Selbst ein kleiner Streit mit dem Partner, finanzielle Sorgen oder Ärger im Büro können den natürlichen Schlaf stören und bewirken, dass man sich oft stundenlang von einer Seite auf die andere wälzt. Ist das Problem beseitigt, stellt sich auch der Schlaf wieder ein. Sobald die seelischen Belastungen stärker werden, sich manifestieren und zu anhaltenden Depressionen oder psychosomatischen Erkrankungen führen, muss dringend Abhilfe geschaffen werden.

Fast jede Stufe von seelischer Verstimmung und Depression beeinträchtigt den Schlaf. Dies beginnt schon bei den alltäglichen Konfliktsituationen oder bei Angst- und Versagenszuständen und führt weiter über Persönlichkeitsstörungen, phobische Ängste oder Paniksyndrome bis hin zu den schweren endogenen Depressionen.

Bei lavierten Depressionen stehen in erster Linie die organischen Symptome im Vordergrund. Der Betreffende leidet an Kopfschmerzen, Magen- bzw. Oberbauchbeschwerden, Schwindel, Tagesmüdigkeit oder Schlafstörungen, jedoch ohne erkennbaren organischen Befund (Störfelder im Schlafbereich sollten allerdings ebenfalls ausgeschlossen sein), aber auch ohne ersichtliche Melancholie oder Niedergeschlagenheit. Manchmal ist sogar nur eine unerklärbare Schlafstörung der einzige Hinweis auf eine sich dahinter verbergende Depression. Die Ursachen hierfür sind sehr vielschichtig, sehr individuell und nicht immer erklärbar. Häufig jedoch liegt einer lavierten Depression ein unverarbeitetes seelisches Trauma zugrunde, welches durchaus bis ins Jugend- oder Kindheitsalter zurückreichen kann.

Auch die hormonelle Umstellung während des Klimakteriums birgt Depressionen und somit Schlafstörungen in sich.

Besonders hart sind jedoch die Menschen betroffen, die an endogenen Depressionen leiden. Ihr Schlaf ist extremst gestört, und zwar meist durch eine zu kurze Schlafphase und / oder durch quälende Einschlafstörungen. Den Betroffenen schwirrt dabei eine Flut von Gedanken durch den Kopf, die das nächtliche Wachsein unerträglich machen. Die Ursachen von endogenen Depressionen sind bis heute noch nicht geklärt, vermutet werden jedoch fehlende körpereigene Substanzen, die das seelische Gleichgewicht regulieren. Dennoch sind endogene Depressionen oftmals mit einer Kombination aus Gesprächstherapie und passend ausgesuchten Psychopharmaka recht gut in den Griff zu bekommen.

An dieser Stelle möchte ich noch einmal auf die Möglichkeit von dämonischen Belastungen oder Besetzungen hinweisen, die in solchen Fällen und in unserer heutigen Zeit niemals in Betracht gezogen werden. Vielleicht wäre es für manch einen Betroffenen hilfreich, sich neben der medizinischen Behandlung zusätzlich kompetenten geistlichen Rat einzuholen.

Das Leben meint es nicht immer gut mit uns und sehr schnell können Dinge passieren, die uns in eine Lebenskrise hineinmanövrieren. Werden diese Seelenzustände dann noch von Hoffnungslosigkeit, Versagens- oder Zukunftsängsten überlagert, ist der Nährboden für Depressionen und psychosomatische Erkrankungen sowie für Schlafstörungen geschaffen.

Alle seelischen Leiden sind auf seelisch-geistigem Wege entstanden und können somit nur auf seelisch-geistigem Wege geheilt oder gelindert werden. Dies gilt natürlich auch für alle organischen Erkrankungen und Schlafstörungen, deren Ursache im seelischen Bereich liegt.

Selbstverständlich gehören alle Formen von Depressionen, bei denen Suizidgefahr erkennbar ist, unbedingt in die Hände eines Facharztes!

Die Seele ist das empfindsamste Gebilde unseres ganzheitlichen Körpers, und unsere Gedanken nähren sie. Unsere Gedanken sind die Grundlage allen psychischen Geschehens. Sie alleine entscheiden darüber, ob ein Ereignis oder eine Situation positiv oder negativ ist und damit unser Seelenkörper geschwächt oder gestärkt wird. William Shakespeare sagte: „An sich ist nichts gut oder böse, das Denken macht es erst dazu."

Anders ausgedrückt heißt das, dass jede Situation an sich wertneutral ist. Erst wir beurteilen das Geschehen, erst unsere Gedanken formen daraus ein mehr oder weniger schlimmes Ereignis, einen Trauer- oder einen Glücksfall.

Nehmen wir als Beispiel den Tod eines geliebten Menschen:

Für den einen bedeutet der Tod des geliebten Menschen einen solch schmerzlichen Verlust, dass sein Leben aus der Bahn gerät. Es erscheint nun sinnlos, die Trauer unüberwindbar und die Einsamkeit unerträglich. Der Verstorbene war für ihn der Halt, die Stütze und der Sinn seines Lebens. Dies alles hat er nun verloren. Aussichtslosigkeit und Perspektivlosigkeit sind seine Wegbegleiter.

Der andere dagegen weiß die Seele des Verstorbenen in einer besseren Welt. Sein Glaube an Gott gibt ihm die Kraft und die Gewissheit, dass alles seinen Sinn und seine Richtigkeit hat. Zwar trauert er ebenfalls, doch seine Lebensstütze liegt im tiefen Glauben, in der Gemeinschaft mit dem Herrn. Er respektiert Gottes Ratschluß. Trotz des Verlustes blickt er hoffnungsvoll und mit der Gewissheit auf ein Wiedersehen in die Zukunft.

Ein weiterer denkt vornehmlich materiell. Auch er trauert, doch für ihn erweist sich der Todesfall als positive Wendung seiner Geldsorgen. Er erbt das Vermögen, was ihn auf einen Schlag von seinen finanziellen Nöten befreit.

In diesem Beispiel haben wir eine Situation, aber drei unterschiedliche Gefühls- und Gedankengänge. Dabei ist deutlich zu erkennen, dass die erste Denkweise die größten psychischen Probleme hervorruft.

Bleiben wir noch einen Augenblick bei den Gedanken. Was sind unsere Gedanken? Woher kommen sie? Nun, auch die Gedanken sind feinstoffliche Energien mit den entsprechenden Informationsschwingungen, und diese werden von jeder einzelnen Zelle aufgenommen und gespeichert. Damit gleicht jede Zelle unseres Körpers einer unerschöpflichen Datenbank und täglich kommen neue Informationen hinzu. So erfährt auch das Nerven- und Immunsystem unsere Gedanken, unsere Wünsche und unsere Sehnsüchte. Die Qualität unserer Gedanken entscheidet über die Qualität einer jeden einzelnen Zelle und damit auch über die Funktion der Organe bzw. über den gesamten physischen Körper!

Seelische Verstimmungen sowie alle daraus resultierenden körperlichen Beschwerden und Schlafstörungen auf seelisch-geistigem Wege heilen bedeutet demnach nichts anderes, als die alten negativen Zellinformationen zu löschen und sie durch neue positive Daten zu ersetzen.

Mögen Ihnen die nächsten Kapitel dabei helfen.

Angst und Sorgen

Wir haben erfahren, dass einzig unsere Gedanken verantwortlich sind für die Qualität unseres Lebens. Wer sein Leben ändern will, muss seine Gedanken ändern. Dies gilt in besonderem Maße auch für Angst und Sorgen, welche in vielen Fällen die Hauptursache psychischer Störungen und schlafloser Nächte darstellen.

Ängste haben wir alle, keiner ist davon ausgenommen. Sie sind ein Teil der menschlichen Gefühlsebene und begleiten uns von der Geburt bis zum Tode. Im Laufe der Jahre jedoch bauen sich auf die wenigen menschlichen Grundängste wie beispielsweise der Angst vor der Armut, der Angst vor Schmerzen oder der Angst vor dem Tode noch unzählige Unterarten auf und setzen sich in unserem Unterbewusstsein fest. Damit werden es immer mehr. Bieten wir aber den Ängsten nicht irgendwann die Stirn, so fressen sie uns auf, machen uns zu ihren Sklaven und lassen uns seelisch und körperlich erkranken.

Angst und Sorgen bestehen in der Erwartung des Schlimmsten. Sie sind oft nichts weiter als ein von uns selbst aufgestelltes Gedankengerüst, das sich aus den schlimmsten Vermutungen, aus den unheilbringendsten Möglichkeiten und aus den tragischsten Eventualitäten zusammensetzt. Hat sich dieses Gedankengerüst in unseren Köpfen erst einmal festgesetzt, steigern wir uns noch mehr hinein. Nun brauchen diese düsteren Vorstellungen wiederum Lösungsvorschläge, und wieder wälzen sich quälende Gedanken durch unseren Kopf. So liegen unzählige Menschen abends wach in ihren Betten und können nicht einschlafen, weil sie von ihren Ängsten und Problemen gefangen sind, der Alltag sie verfolgt und die Zukunft sie ängstigt.

Treffen diese Ereignisse, die uns wochen-, vielleicht auch monatelang schlaflose Nächte bereiteten, dann tatsächlich ein, so bemerken wir erleichtert: „Ach, es war gar nicht so schlimm“ oder „das habe ich mir ganz anders vorgestellt.“

Diese Zeit der Angst aber war eine verlorene Zeit!

Wer seine Sorgen und Ängste klein halten will, muss sich ihnen entgegenstellen und zu größerer innerer Freiheit gelangen. Er muss den Weg des inneren Friedens gehen, was nichts anderes heißt, als seine Gedanken zu überarbeiten. Wenn Sie dazu bereit sind, dann folgen Sie mir auf diesem Weg, an dessen Ende Seelenfrieden, Gelassenheit, ein sorgen- und angstfreieres Leben und damit natürlich auch ein erholsamerer Schlaf steht.

Der Weg zu größerem innerem Frieden

Selbstachtung

Der erste und wichtigste Schritt in Richtung inneren Friedens ist es, zu mehr Selbstachtung und vor allem zu mehr Selbstvertrauen zu gelangen. Unzählige Menschen haben eine niederschmetternde Meinung von sich selbst, fühlen sich minderwertig, trauen sich nichts zu. Sie sind Gefangene ihrer Gefühls- und Gedankenwelt, Sklaven ihrer selbst. Solche Menschen leben nicht wirklich, sie werden gelebt, und zwar von allem und jedem, weil sie nicht wagen, ihre persönlichen Wünsche und Forderungen durchzusetzen.

Sprengen Sie die Ketten Ihrer Gefangenschaft! Wenden Sie sich liebevoll und selbstbewusst Ihrem eigenen Ich zu. Es ist Ihr Leben, Ihr kurzes, aber wertvolles Leben. Lieben und achten Sie sich selbst als einzigartiges Wesen der Schöpfung. Gott liebt Sie in seiner Herrlichkeit, so wie Sie sind, und zwar so, wie Sie *heute* sind. Tun Sie es auch. Das geht natürlich nur, wenn Sie alle negativen Gedanken über sich selbst entfernen und sie durch neue positive ersetzen, oder modern ausgedrückt: Die alten gespeicherten Daten löschen und die neuen aktuellen Daten eingeben. Sie fragen, wie das gehen soll?

Nun, sogar recht einfach: Erstellen Sie sich eine Liste mit all Ihren guten und positiven Eigenschaften und mit all Ihren Fähigkeiten, die Sie besitzen. Beginnen Sie jeweils mit: ‚Ich bin ...‘, oder: ‚Ich kann ...‘. Und wenn Sie nur ein bisschen über sich nachdenken, werden Sie erstaunt sein, wieviel positive Attribute Ihnen einfallen. Ziehen Sie jetzt noch einen vertrauensvollen Menschen hinzu. Er nennt Ihnen mit Sicherheit noch weitere positive Eigenschaften, und zwar Eigenschaften und Fähigkeiten, die Sie an sich selbst vielleicht niemals erkannt haben und die sie daher auch nicht aufschreiben würden. Sprechen Sie mit ihm aber auch unbedingt darüber, warum er die Merkmale so sieht und warum sie für ihn positiv sind. Notieren Sie sich alles in Form einer Liste. Lernen Sie nun diese Aufstellung auswendig und sagen Sie sie mehrmals täglich auf.

Probieren Sie es aus! Sie werden erstaunt sein, wie schnell Sie mit dieser Maßnahme Ihre Gedanken über sich selbst reinwaschen. Dass eine solche Vorgehensweise der Suggestion funktioniert, beweist die Werbung Tag für Tag. Nutzen also auch Sie diese Strategie in positiver, aufbauender Weise für sich selbst und für Ihr Selbstvertrauen.

Lassen Sie sich nicht von anderen Menschen leben. Lernen Sie, ‚nein‘ zu sagen, wenn Sie ‚nein‘ sagen wollen. Es tut Ihnen und Ihrem Lebensweg sicherlich nicht gut, wenn Sie alles und allem zustimmen, dies aber insgeheim ablehnen und sich anschließend darüber ärgern, dass andere Leute wieder einmal Ihren Tag mit Dingen verplant haben, die Sie gar nicht wollten. Das erzeugt inneren Groll und Unzufriedenheit, was weder Ihnen noch den anderen nutzt.

Gehen Sie außerdem aufrecht! In Kapitel „Körperhaltung“ haben Sie erfahren, dass sich durch eine aufrechte Körperhaltung nicht nur Ihr Blickwinkel erweitert, Sie selbst größer und bedeutungsvoller erscheinen, sondern Ihr Körper auch energetisch besser versorgt wird.

Trauen Sie sich auch einmal an Dinge heran, vor denen Sie bisher Angst hatten oder über die Sie bisher sagten: „Das kann ich nicht." Versuchen Sie es! Denken Sie daran, dass es nur Ihre Gedanken sind, die da meinen, die eine oder andere Sache nicht bewerkstelligen zu können. Überwinden Sie sich, denn am Ende steht das beglückende Gefühl, es doch geschafft zu haben.

Jeder hat das Recht, seine ureigene Persönlichkeit zu leben, sein Leben selbst zu formen und zu gestalten. Auch Sie! Sie wurden in diese Welt geboren, um Ihre persönlichen Neigungen und Fähigkeiten zu fördern und Ihre Talente zu entwickeln, aber auch um Ihren Geist und Ihre Seele zu vervollkommnen. Tun Sie dies in höchstem Maße. Schulen Sie Ihren Geist und bereichern Sie sich mit Wissen und Weisheit. Gehen Sie konsequent Ihren Lebensweg und nähren Sie Ihre Seele mit Liebe, Freude und positivem Gedankengut. Tauchen Sie ein in die wunderbare Tiefe Ihres eigenen Ichs.

Ihren Bedenken, dabei egoistisch zu sein oder zu handeln, möchte ich gleich entgegentreten. Ein gesundes Selbstvertrauen und eine gesunde Selbstachtung haben nichts mit Egoismus zu tun. Der Egoist braucht andere Menschen, um sich selbst zu bestätigen, er benutzt andere, um seine Ego-Position zu festigen, und setzt seinen Willen mit allen Mitteln durch.

Derjenige aber, der sich selbst anerkennt und achtet, lebt in einem harmonischen Einvernehmen mit sich und seiner Umwelt. Er ist transparent für die Liebe, kann sie schenken, aber auch empfangen. Dennoch geht er seinen Weg, ohne sich oder andere dabei zu verletzen oder zu unterdrücken.

Wenn es einen Glauben gibt, der Berge versetzen kann,
so ist es der Glaube an die eigene Kraft.

Marie von Ebner-Eschenbach

Positives Denken umsetzen

Der nächste Schritt zu innerem Frieden und damit zur Verringerung seiner Sorgen und Ängste ist positives Denken. Viele Bücher sind darüber geschrieben worden, jeder spricht davon, doch nur wenige sind in der Lage, positives Denken auch anzuwenden und im Alltag umzusetzen. Positives Denken muss gelebt werden, ansonsten bleibt es eine leere Phrase.

Täglich treffe ich Menschen, die über Gott und die Welt lästern und schimpfen, mir erzählen, wie schlecht es ihnen gehe und was sie alles Schlimmes erlebt hätten oder noch erwarteten. Spreche ich sie auf positives Denken an, erwidern sie meist in scharfem Ton: „Ja, natürlich denke ich positiv. Ohne positives Denken wäre dieses fürchterliche Leben ja nicht auszuhalten." Ein derartig negatives Gedankengut setzt sich tief in unserem Innern fest und häuft sich so lange an, bis wir selbst Opfer unserer negativen Denkweise werden.

Wer positiv denkt und lebt, gewinnt jeder Situation erst einmal etwas Gutes ab, nimmt ihr also somit den ersten Schrecken. Und glauben Sie mir, jedem Ereignis, und sei es noch so schlimm oder unangenehm, lassen sich positive Aspekte abgewinnen. Der Positivdenker hebt gedanklich das für sich Gute an jeder Situation hervor und nimmt das für sich Negative als unabänderbar hin. Schon alleine durch diese Denkweise reduzieren sich die Sorgen und Ängste auf ein Minimum. Diese Denkweise schafft Zuversicht und Lebensfreude und macht den Kopf frei für das eigentliche aktuelle Leben.

Ebenso unverzichtbar ist es, positives Denken auch bei unseren Mitmenschen anzuwenden, denn gerade in dieser Hinsicht büßen viele Erdenbürger eine Menge ihrer Lebensqualität ein.

Ist es nicht so, dass wir einen Menschen, ob wir ihn nun kennen oder nicht, erst einmal negativ beurteilen? Wir verurteilen sein Aussehen, seine Lebensweise, seine Denkweise, seine Art zu handeln und vieles mehr, ohne auch nur im geringsten zu wissen, warum er so und nicht anders lebt, oder warum er so und nicht anders handelt. Wir urteilen, schimpfen, lästern, mekkern, lassen kein gutes Haar an unseren Mitmenschen, gerade so, als ob wir die einzig makelfreien wären. Haben wir überhaupt das Recht dazu? Ich denke, nein!

Richtet nicht, damit ihr nicht gerichtet werdet. Denn nach welchem Recht ihr richtet, werdet ihr gerichtet werden; und mit welchem Maß ihr meßt, wird euch gemessen werden.

Matthäus 7,1-3

Wir alle haben unsere kleineren und größeren Fehler und Schwächen, und das ist auch gut so, denn sie zeigen die Menschlichkeit. Derjenige aber, der in permanenter Weise seine Mitmenschen kritisiert, sie unentwegt negativ be- und verurteilt, versucht sich selbst in ein besseres Licht zu rücken, seine eigenen Unfähigkeits- und Minderwertigkeitsgefühle zu übertünchen. Indem er die anderen ‚niedermacht', glaubt er, einen Schutzwall um sich herum aufbauen zu können, der seine eigenen Mängel für andere unangreifbar macht. Ein trauriger Schutz, der niemals zu Seelenruhe, zu Glück und Zufriedenheit führen kann! Eine negative Denk- und Urteilsweise gegenüber unseren Mitmenschen deutet also keineswegs auf Charakterstärke hin, sondern legt vielmehr die eigene Herzensbedrängnis dar.

Nehmen Sie jeden Menschen so an, wie er ist, und respektieren Sie ihn in seiner individuellen und persönlichen Lebensart. Sehen Sie das Gute in ihm und heben Sie dies hervor!

Auch dieses Umpolen Ihres Gedankengutes können Sie wunderbar üben: Setzen Sie sich in ein Café und schauen Sie sich jeden Gast genau an. Finden Sie nun für jeden Gast fünf positive Eigenschaften. Tun Sie dies bewusst und ermahnen Sie sich selbst, sobald ein abwertender Gedanke in Ihren Sinn kommt. Trainieren Sie dies, wo immer Sie auch sind! Sehen Sie die Verkäuferin, die Sie bedient, den Automechaniker, der Ihren Wagen repariert, aber auch den Nachbarn, der Sie ständig ärgert, in dem Lichte von fünf positiven Merkmalen. Erweitern Sie nach und nach dieses positive Eigenschaftsdenken auf Ihr gesamtes Umfeld. Auf diese Art und Weise ersetzen Sie Ihre alten überschnell verfügbaren Negativinformationen durch neue positive Attribute.

Beginnen Sie nun all jene Menschen zu segnen, die Ihnen Böses wollen, die sich Ihnen gegenüber aggressiv und unqualifiziert verhalten. Verzeihen Sie denjenigen, die Ihnen schmerzlich weh getan haben und überlassen Sie diese Unverbesserlichen dann *urteilsfrei* ihrem eigenen persönlichen Lebensbereich.

Spüren Sie die wunderbare Wandlung, die sich jetzt in Ihnen vollzieht? Spüren Sie, wie sich plötzlich ihr Umfeld positiv verändert? Kein Wunder, denn Sie haben nun eine liebevolle harmonische Atmosphäre um sich herum aufgebaut, und dies, weil sich Ihre Ausstrahlung positiv verändert hat. Sie ziehen nun Menschen mit dem gleichen positiven Gedankengut an, Menschen, die Ihnen liebevoll und hilfsbereit zur Seite stehen und Ihren Lebensweg günstig beeinflussen. Beobachten Sie sich, denn sehr schnell werden Sie erkennen, dass Sie zu mehr Gelassenheit gelangt sind und damit auch Ihr Schlaf ruhiger und tiefer wird.

Es gibt nichts Machtvolleres als das Denken.
Menander

Unverzichtbar, um positives Denken zu leben, ist es, negative Informationen von außen weitestgehend zu vermeiden.

Der heutige moderne Mensch ist überinformiert, und zwar negativ überinformiert. Tag für Tag werden wir mit einer Fülle von Meldungen bombardiert, die eine konzentrierte Auswahl aller schrecklichen Ereignisse dieser Welt darstellen. Mord, Katastrophen, Krieg, Verbrechen und menschliche Tragödien werden uns zu jeder vollen Stunde vorgestellt und setzen sich in unserem Inneren fest. Besonders schreckliche Ereignisse können zusätzlich noch in Sondersendungen, in Spezialausgaben und nun auch im Internet minutiös verfolgt werden. Selbst ein Busunglück im Kongo oder eine Bandenfehde verfeindeter Buschmänner flimmern über den Bildschirm. Die Welt ist zum Dorf geworden und jeder Einzelne von uns zum Mülleimer derartiger Informationen.

Nach den Negativschlagzeilen des Tagesgeschehens folgen der Krimi, der Psychothriller, der Horror- oder Katastrophenfilm. Mord, Totschlag, Verbrechen, Betrug, verzweifelte, hilfeschreiende Menschen in allen Lebenslagen und Leichen sind zur Geistesnahrung des modernen Industriemenschen geworden. Selbst unsere Kinder bleiben hiervon nicht verschont und wachsen bereits mit einem Selbstverständnis für Mord und Gewalt auf. Dies schürt geradezu Angst und Sorgen und eine aggressive negative Denkweise.

Gottlob haben wir es selbst in der Hand, mit wieviel solcher Informationen wir unseren Geist und unsere Seele belasten. Wir selbst entscheiden, was wir hören, sehen oder lesen wollen und was nicht. So reicht es völlig aus, sich einmal pro Tag die Nachrichten anzuschauen, und zwar wertneutral, denn die geschehenen Ereignisse können Sie nicht mehr ändern und Ihr Mitgefühl zu Hause im bequemen Wohnzimmersessel hilft den Opfern auch nicht. Sie belasten nur sich selbst. Helfen Sie selbstlos dort, wo Sie können, aber akzeptieren Sie das Unvermeidliche.

Muss es nach dem Tagesgeschehen noch der brutale Krimi, das herzzerreißende Melodrama oder der Katastrophenfilm sein? Sicherlich nicht. Es werden genügend interessante Kulturbeiträge, schöne Musiksendungen und heitere Filme angeboten, die Balsam für unsere Seele sein können und uns anschließend in Ruhe einschlafen lassen.

Wir haben uns schon so sehr an das bequeme ‚Unterhalten-Werden‘ gewöhnt, dass uns gar nicht mehr bewusst ist, wie lenk- und beeinflussbar wir durch die Medien geworden sind und wie sehr wir uns dieser ‚negativen Welt‘ angepasst haben.

Dem aber nicht genug: Wir Menschen – insbesondere die

Kinder und Jugendlichen – haben es verlernt, uns selbst zu genügen, für eigene Unterhaltung zu sorgen und eigene Kreativität zu entwickeln oder ganz einfach die Stille zu genießen. Wie viele unter uns werden nervös und kribbelig, wenn sie für ein paar Stunden ohne ‚Fun' und ‚Action' sind? Sie wissen mit sich und ihrer Zeit nichts mehr anzufangen. Doch wieviel Kraft erwächst aus der inneren Ruhe, einem schönen Buch, einem Gebet zum Schöpfer oder einem Spaziergang durch eine herrliche Landschaft?

Ebenso ist künstlerisches Gestalten ein hervorragendes Mittel, sich mit sich selbst zu beschäftigen. Wer Phantasie hat und sie künstlerisch kreativ umsetzt, beispielsweise malt, bastelt, töpfert, musiziert oder literarisch tätig ist, fördert nicht nur sein Selbstvertrauen, er benötigt auch seine Gedanken und Ideen für das Werkstück – und da bleibt wenig Raum für Negativinformationen von außen.

Positives Denken muss gelebt, im Alltag umgesetzt werden, damit es keine leere Redensart bleibt. Unsere Gedanken besitzen eine ungeheure Macht, und jeder negative Gedanke beraubt uns um ein Stück unserer Lebensqualität.

Wenn Sie dies beherzigen und das Bombardement an Negativinformationen von außen weitestgehend vermeiden, verringern sich nicht nur Ihre Ängste und Sorgen, es werden auch Ihre feinstofflichen Energiekörper gekräftigt und Ihr physischer Körper gestärkt.

Unechte Ängste und Sorgen von den echten trennen

Neben den echten existentiellen Ängsten und Sorgen werden wir von einer Menge unechter Ängste geplagt. Ängste, die unser Leben erschweren, die aber nicht real sind. Sie entstehen in unseren Köpfen und haben in direkter Weise wieder etwas mit unserer Informations- und Unterhaltungswelt zu tun. Denn von jeder noch so alltäglichen Lebenssituation kennen wir mindestens eine Negativstory: Schlägertrupps in der Kneipe, Flugzeugabsturz, misslungene Operationen, Überfall im Park, Gift in Lebensmitteln und der Mörder im Schlafzimmer.

Obwohl die meisten von uns derartige Situationen selbst noch nie erlebt haben, sind sie dennoch in unseren Zellen gespeichert und ängstigen uns. Die Informationsmenge – die negative eingeschlossen –, die heute bereits ein Jugendlicher besitzt, erreichten frühere Menschen nicht einmal bis zu ihrem Tode. Damit ist der Vergleich angebracht, dass unser gespeichertes Informationspotential einer riesigen Fabrik gleicht, deren Abfallprodukte künstliche Ängste sind.

Doch bei allem Respekt vor der Vielfältigkeit der Informationen, aber fehlt hier nicht etwas? Vermissen wir hier nicht die Verhältnismäßigkeit, das heißt die Relation zu dem, wie oft dieses oder jenes *nicht* passiert? Millionen von Menschen gehen täglich durch einen Park und werden nicht überfallen, Milliarden von Menschen besteigen jährlich ein Flugzeug und stürzen nicht ab, und ebenso viele besuchen eine Kneipe und werden nicht zusammengeschlagen. Unsere Ärzte führen täglich zigtausend gelungene und lebensrettende Operationen durch und nicht hinter jeder Ecke lauert ein Sexualmörder.

Dale Carnegie benutzt in seinem Buch „Sorge dich nicht – lebe!“ ein wunderbares Mittel, um derartige Sorgen und Ängste abzulegen: die Wahrscheinlichkeitsrechnung.

Er schreibt: „Mit den Jahren entdeckte ich schließlich, daß 99 Prozent aller Dinge, über die ich mir Sorgen machte oder vor denen ich Angst hatte, nie passierten.“

Und weiter: „... Sie und ich könnten wahrscheinlich augenblicklich neun Zehntel unserer Sorgen und Nöte streichen, wenn wir einen Augenblick unsere Grübeleien sein ließen und uns darüber informieren würden, ob wir nach der Wahrscheinlichkeitsrechnung überhaupt einen echten Grund für sie haben.“

Wie recht er doch hat! Überprüfen auch Sie Ihre Sorgen und Ängste nach der Wahrscheinlichkeitsrechnung und schieben Sie alle unechten, das heißt künstlich erzeugten Ängste beiseite. So sehr viele echte Sorgen bleiben dann gar nicht mehr übrig.

Von allen Gaben des Menschen
ist die Phantasie die gefährlichste.
Heinrich Gerland

Unser Leben ist im Vergleich zur Unendlichkeit der Schöpfung kürzer als ein Fingerschlag, umgerechnet nicht einmal der Bruchteil einer Sekunde. Etwa ein Drittel dieses kurzen Erdendaseins schlafen wir und mehr als die Hälfte der noch verbleibenden Zeit verschwenden wir an unechte Sorgen, hausgemachte Ängste und Tätigkeiten, die wir gar nicht verrichten wollen. Denken Sie einmal darüber nach!

Die Angst vor dem Tod besiegen

Die Angst vor dem Tod gehört zu den tiefsitzenden Grundängsten der Menschheit. Sie zu besiegen ist eine wichtige Voraussetzung für mehr Seelenfrieden, für größere innere Freiheit. Sich selbst von der lähmenden Furcht vor dem Tod zu befreien, bedeutet zuerst einmal, sich mit ihm auseinanderzusetzen, sich Gedanken über ihn zu machen und den Tod in letzter Konsequenz als einen nicht abwendbaren Teil seines Lebens zu akzeptieren.

Der Tod ist allgegenwärtig. Jede Sekunde unseres Lebens bedroht er uns. Nun pfropfen sich aber auf die Grundangst vor ihm noch die vielen untergeordneten Ängste wie etwa die Angst vor einem Verbrechen, einem Flugzeugabsturz oder einer unheilbaren Krankheit auf. Nehmen wir jetzt all diese kleineren und größeren Ängste zusammen, so scheint unser Leben nichts weiter zu sein als eine beständige Flucht vor dem Tod, vor einem der unumstößlichsten Tatsachen unseres irdischen Daseins. Und diese Ängste halten uns gefangen, verhindern unsere

Entfaltung und lähmen uns in vielen Bereichen unseres irdischen Lebens.

Wer den Tod fürchtet, hat das Leben verloren.
J.G. Seume

Wir haben den Tod bisher nur in seinem Umfeld erfahren, niemals aber ihn selbst. Wir wissen, dass der Tod viel Trauer und Leid mit sich bringt, und wir sehen, dass der fleischliche Leib wieder zu Erde zerfällt. Mehr sehen wir nicht, mehr wissen wir nicht und mehr glauben wir nicht. Damit hat sich der Mensch den Tod zum Feindbild aufgebaut, zum Schreckensbild, über das man nicht spricht. Zwar will man mit diesem Feind des Lebens nichts zu tun haben, versucht ihn zu verdrängen, doch die Angst vor ihm sitzt tief. Denn eines ist uns mit Sicherheit bewusst: Der Tod lässt sich nicht verdrängen. Er kommt zu jedem von uns, ob wir ihn wollen oder nicht, ob wir uns vor ihm fürchten oder nicht.

Die quälende Angst vor dem Tod ist der hohe Preis, den wir für unseren Unglauben bezahlen müssen. Wir haben uns von den göttlichen Urprinzipien so weit entfernt, dass wir die lebendige Hoffnung auf ein Weiterleben nach dem Tode verloren haben. Für den rational denkenden Verstandesmenschen bedeutet der Tod das endgültige Aus, tiefes dunkles Nichts, dem nichts, aber auch rein gar nichts mehr folgt. Wahrlich eine düstere Vision!

Dabei verkündigt uns Gott durch die Heilige Schrift ganz etwas anderes. Hier ist von Auferstehung, von ewigem Leben, vom Leben im Licht und vom Leben ohne Schmerz und Trauer im herrlichen Reiche Gottes die Rede. Sollte das alles Lüge oder ein zeitloses Märchen sein?

‚Denn also hat Gott die Welt geliebt, dass er seinen eingeborenen Sohn gab, damit alle, die an ihn glauben, nicht verloren werden, sondern das ewige Leben haben‘ (Joh. 3,16).

Gottes Geschenk an die Menschen ist das ewige Leben nach

dem irdischen Tod. Dafür starb Jesus am Kreuz von Golgatha. Das einzige, was Gott uns dafür abverlangt, ist der Glaube, der wahre Glaube an Ihn und Seinen Sohn Jesus Christus.

Wer diese lebendige Hoffnung in sich trägt, der braucht den Tod nicht mehr zu fürchten. Er lebt mit der Gewissheit der Unvergänglichkeit. Für den wahren Gläubigen ist der Tod der Übergang in ein ewiges geistiges Leben, der Übergang vom Dunkel ins Licht, vom Leid in die Herrlichkeit, von der Unvollkommenheit in die Vollkommenheit. Somit ist der Tod für ihn ein Teil seines irdischen Lebens, nicht aber das Ende. Und damit macht er sich frei für das diesseitige Leben.

Denjenigen aber, die den Glauben an ein Weiterleben in der jenseitigen Herrlichkeit ablehnen und sich ausschließlich auf die irdische Betrachtungsweise beschränken, rate ich, einfach nach dem Motto des Epikur zu leben: „Was geht mich der Tod an? Wenn er ist, bin ich nicht mehr, und solange er nicht ist, lebe ich."

Leben im Heute

Der nächste Schritt auf dem Weg zu innerem Frieden ist das Leben im Heute. Die meiste Zeit unseres irdischen Daseins verbringen wir gedanklich entweder in der Vergangenheit oder in der Zukunft. Entweder wir schwelgen in Vergangenem oder wir träumen von Zukünftigem. Das Reale, das eigentliche Sein jedoch ist das Heute, das Jetzt, und das kommt bei all unseren Gedankengängen zu kurz.

Was gestern war, ist heute vorbei, unwiederbringlich. Entscheidungen, die Sie gestern getroffen haben, waren gestern richtig, auch wenn sie sich heute als ungünstig erweisen. Ärger und Gram über Gestern oder Vorgestern ist verschwendete Energie. Geschehen ist Geschehen. Trauern Sie auch nicht ewig längst vergangenen Ereignissen nach. Das belastet nur unnötig Ihr seelisches Befinden. Analysieren Sie kurz und wertfrei das

Vergangene, ziehen Sie Ihre Schlüsse daraus und vergessen Sie es. Sie können das Gestrige nicht mehr ändern und es auch nicht noch einmal in dieser Form erleben.

Nutzen Sie lieber Ihre gesamte Energie für den heutigen Tag. Nur jetzt und heute leben Sie und nur heute können Sie agieren und die Stunden gestalten. Machen Sie das Beste daraus.

Sie wissen nicht, was morgen sein wird? Ich auch nicht. Wir wissen nicht einmal, was im nächsten Augenblick sein wird. Schon in den nächsten Minuten kann ein Ereignis eintreffen, das Ihre gesamte Zukunftsplanung über den Haufen wirft. Ein Todesfall, ein Lottogewinn, ein Unfall – wer weiß es schon? So sind auch düstere Zukunftsvisionen verschwendete Lebensenergie, die Sie besser heute nutzen sollten.

Der Kluge lebt heute, der Narr will morgen leben.
Deutsches Sprichwort

Planen Sie Ihre Zukunft in groben realistischen Zügen und setzen Sie sich ein Lebensziel. Formulieren Sie es konkret, damit es sich in Ihrem Unterbewusstsein verankert, und wenden Sie dann Ihre Gedanken wieder dem Heute zu.

Verschließen Sie Ihre Vergangenheit mit einer Eisentür und Ihre Zukunft mit einem Vorhang, den Sie ab und zu für eine kurze Zeit beiseite schieben können. Mittels dieser Denkweise grenzen Sie nicht nur Ihre Ängste und Sorgen gewaltig ein, Sie machen sich auch den Kopf frei für aktuelle Lösungen, für kreative Gedanken und vor allem für die schönen Dinge, die der heutige Tag für Sie bereithält.

Das Vergangene ist vorbei und was das Buch des Schicksals für uns bereithält, wissen wir nicht. Es kommt, wie es kommen muss. Also warum sich darum sorgen? Leben Sie heute!

Lösen von materiellem Besitzdenken

Finanzielle Sorgen sind ein wesentlicher Grund für unzählige schlaflose Nächte, für Existenz- und Zukunftsängste, für Depressionen und, wie schon oft genug erlebt, der Grund für so manche menschliche Tragödie. Warum? Das Streben nach materiellem Besitz und Reichtum ist zwar eine urtypische menschliche Eigenschaft, heute jedoch ist sie zum einzigen Lebensinhalt, zum täglichen Kampf geworden. Geld, Besitz und Wohlstand haben sich zum alleinigen Lebensziel herauskristallisiert. Dies hängt neben der allgemeinen Erhöhung des Wohlstandes und dem überreichen Angebot auch damit zusammen, dass unsere Wohlstandsgesellschaft innere und äußere Werte gedankenlos vermengt: Hast du was, bist du was, hast du nichts, bist du nichts. Frei nach dem Motto: Je größer der materielle Besitz, desto edler der Mensch, desto größer der Seelenfrieden. Glück, Geld, Zufriedenheit und materieller Besitz werden in einen Topf geworfen. Bei dieser Grundeinstellung bleibt es nicht aus, dass der Verlust von materiellen Besitztümern zur persönlichen Katastrophe wird und das ‚Habenwollen' in eine Hetzjagd ausartet. Hinzu kommt, dass beim täglichen Run auf Geld und Besitz oftmals persönliche Neigungen und Talente auf der Strecke bleiben und noch viel häufiger die verfügbare Lebensenergie überschätzt wird.

Unsere fatale Wohlstandseinstellung ist auch der Grund dafür, dass viele Haushalte massenhaft überschuldet sind, wobei die Menschen glauben, sich mit einem neuen Heim, einem tollen Auto, einer schicken Einrichtung, der neuesten Mode oder sonstigen Konsumgütern Glück und Zufriedenheit erkaufen zu können. Am Ende jedoch stehen nicht der Seelenfrieden, sondern Schulden, Überarbeitung, Ehekrisen, Angst, Sorgen und schlaflose Nächte.

Wir alle wissen, dass ohne Geld heute nichts mehr geht und auch Armut nicht unbedingt ein erstrebenswerter Zustand ist. Dagegen kann ausreichender materieller Besitz etwas sehr Angenehmes sein, denn er vermittelt Sicherheit und führt zu größerer äußerer Bewegungsfreiheit. Aber: Materieller Reichtum erweist sich nur so lange als Segen für seinen Besitzer, solange er diesen als nützliches Beiwerk des Lebens betrachtet, als Geschenk des Schicksals, und sich nicht auf Gedeih und Verderb von ihm abhängig macht.

Wer Geld liebhat, der bleibt nicht ohne Sünde; und wer Gewinn sucht, der wird damit zugrunde gehen. Viele kommen zu Fall um Geldes willen, und ihr Verderben steht ihnen vor Augen. Sirach 31,5-6

Wie viele Schicksale von berühmten und reichen Persönlichkeiten bestätigen diese Aussage!

Äußerer Reichtum ist ohne inneren Reichtum, d.h. ohne ein seelisch-geistig sinnerfülltes Leben nichts wert!

Ein Mensch, der nur an materiellem Besitz hängt, zerbricht früher oder später, weil er seinen Lebensanker nicht in sich selbst, sondern in den wandelbaren äußeren Dingen sucht.

Materieller Besitz ist vergänglich, er ist dem Fluss des Lebens unterworfen, dem Kommen und Gehen. Er ist höchst unbeständig. So wie wir ihn geschaffen haben, so kann er uns wieder genommen werden. Und wer sich daran festhält, geht mit unter. Äußerer Besitz kann keinen inneren Frieden schenken. Seelenruhe und innerer Halt sind Werte, die wir nur in uns und durch uns selbst finden können. Wird dieser Grundsatz nicht beachtet, dann geht der Reiche mit seinem Reichtum ebenso seelisch zugrunde wie der Arme oder Mittelständische auf der Jagd nach Geld und Besitz.

Der Weise häuft inneren Reichtum an, nimmt äußere Besitztümer dankbar als Geschenk des Lebens an und lässt sie mit Gelassenheit los, wenn sie ihm wieder genommen werden. Der Weise macht sich selbst zum kostbarsten Besitz! Er bereichert sich mit Wissen, Weisheit, Erfahrung und Gelassenheit, die ihm ein Höchstmaß an innerer Freiheit schenken. Damit löst er sich aus der Versklavung durch äußere Werte und macht sich unabhängig von den zahlreichen angenehmen oder unangenehmen Zufälligkeiten des Lebens.

Nur die Menschen, die für die Weisheit Zeit haben, sind frei von Unruhe. Sie allein leben. Seneca

Befreien auch Sie sich aus der Versklavung des Besitzdenkens. Nur innerer Besitz macht wirklich reich. Je größer der innere Reichtum ist, desto nebensächlicher wird der äußere. Nehmen Sie die materiellen Geschenke des Lebens dankend an, aber verschwenden Sie nicht ihre ganze Energie an sie.

Verzichten lernen

Will man sich von materiellem Besitzdenken lösen, so ist es unerlässlich, wieder das Verzichten zu erlernen.

Jeder gewollte und bewusste Verzicht auf äußere Dinge bedeutet ein Stückchen innere Freiheit, ein Stückchen inneres Wachstum. Probieren Sie es aus, Sie werden begeistert sein. Bald stellen auch Sie fest, dass Hunderte von Gegenständen, die uns umgeben, unnötig sind, um ein glückliches, sinnerfülltes Leben zu führen.

Wenn Existenzangst und finanzielle Sorgen Sie um Ihren Schlaf bringen, dann lesen Sie diese Passage zu Ende und legen das Buch beiseite. Durchforsten Sie Ihre Wohnung. Betrachten Sie jeden Gegenstand genau und fragen Sie sich: „War er notwendig? Hat er mein Leben wirklich bereichert?“ Vor allem: „Wie lange? Was bedeutet er mir heute?“ Ist es nur noch ein Staubfänger oder ein Kleid für die Altkleidersammlung im hintersten Eck? Zählen Sie einmal den Geldwert zusammen und rechnen Sie sich Ihre Arbeitsstunden aus, die Sie – netto versteht sich – dafür aufbringen mussten. Vergleichen Sie nun den

Geldwert mit Ihrem seelischen Befinden. Hat es sich gelohnt? Meist lautet die Antwort ‚nein‘.

Geld besitzt nur einen imaginären Wert. Der reale Wert des Geldes liegt in den Gütern, die Sie sich dafür leisten. Letztendlich aber ist es Ihre Arbeitskraft, Ihre Zeit und Ihre wertvolle Lebensenergie, die Sie für all die überflüssigen Schnörkel des Lebens ausgegeben haben.

Nicht alles, was uns angeboten wird, wollen wir auch. Nicht alles, was wir wollen, brauchen wir auch, und nicht alles, was wir glauben gebrauchen zu müssen, brauchen wir auch tatsächlich!

Wenn Sie mit diesem Bewusstsein das nächste Mal einkaufen gehen, wird so manches Teil im Regal zurückbleiben. Freuen Sie sich über Ihren Sieg, Ihr Bankkonto tut es auch!

Verwechseln Sie aber bitte Verzichten nicht mit Geiz. Während Sie auf dem Weg des Verzichtens zu innerer Größe gelangen, verstocken Sie mit Geiz Ihr Herz und schwächen Ihre Aura.

Zufriedenheit üben

Verzichten lernen heißt auch, dass Sie mit dem zufrieden sind, was Sie besitzen.

Alles, was Sie bis heute erreicht oder angeschafft haben, waren die Wünsche von gestern, und alles, was Sie sich heute wünschen, wird morgen Alltag oder Gewohnheit sein. So bleiben all die vielen Äußerlichkeiten des Lebens, für die Sie kämpfen und sich abrackern, nichts weiter als Haschen nach Wind, um es mit Salomos Worten auszudrücken. Je kleiner die Wünsche oder die Forderungen sind, die Sie an das materielle Leben stellen, desto größer wird Ihre Zufriedenheit. Je kleiner die Bürden und Verpflichtungen sind, die Sie sich auferlegen, desto kleiner sind auch Ihre Sorgen und Ängste.

Zufriedenheit ist das höchste Gut, das sich ein Mensch aneignen kann. Sie ist ein Meilenstein auf dem Weg zu innerem Frieden.

Wer nicht zufrieden ist mit dem, was er hat,
der wäre auch nicht zufrieden mit dem, was er möchte.

Berthold Auerbach

Loslassen und Gott vertrauen

Einfach loslassen, sein Schicksal in Gottes Hände legen, ist der größte und für viele auch sicherlich der schwerste Schritt zu innerem Frieden. Denn das Leben mit all seinen Sorgen und Ängsten, Wünschen oder Sehnsüchten der Führung Gottes zu überlassen, heißt die Verantwortung für sein Leben und seinen Lebensweg abzugeben. Das wollen natürlich viele nicht. Sie wollen über ihr Schicksal selbst entscheiden, ihre Ziele eigenverantwortlich angehen und verwirklichen, ohne die ausgestreckte Hand des Herrn zu ergreifen. Das heißt aber: kämpfen, Rückschläge erleiden und ohne inneren Halt durchs Leben zu gehen. Wer Gott nicht hat, muss alle Last seines Lebens selbst tragen!

Derjenige aber, der sein Schicksal in Gottes Hände legt und Ihm aus innigstem Herzen vertraut, löst sich von Alltagssorgen und Zukunftsängsten. Er akzeptiert seinen Lebensweg so, wie er ihm vorgegeben ist, erkennt die Zeichen, die der Herr ihm gibt, und handelt danach. Er weiß, dass die Wege Gottes unfehlbar sind, und ist sich Seines Wirkens, Seines Schutzes und Seiner Hilfe sicher. Nur diese Gewissheit kann zu echtem, innerem Loslassen führen.

Alle eure Sorge werft auf ihn; denn er sorgt für euch.

1. Petrus 5,6-7

Dieses Angebot nehmen leider nur wenige Menschen an, und darum gibt es so viel Hoffnungslosigkeit, Verzweiflung, Depression und durchwachte Nächte auf dieser Welt.

Nur wenige mögen es wahrhaben wollen, aber in letzter Konsequenz entscheidet Gott über unser Leben. Wir werfen den Stein, doch Er entscheidet, wohin er fällt. Wir gehen, doch Er lenkt uns.

Wenn Gott will, dass Sie Ihren Arbeitsplatz verlieren, dann werden Sie ihn verlieren, auch wenn Sie noch so sehr darum kämpfen oder sorgenerfüllt die Nächte durchwachen. Sie kennen Gottes Plan nicht, und vielleicht hat er Größeres mit Ihnen vor. Wenn Sie Ihre ganze Lebenskraft aufwenden, um zu materiellem Reichtum zu gelangen, und er steht Ihnen nicht zu, so werden Sie entweder bis an Ihr Lebensende weiterkämpfen oder er rinnt Ihnen bis zum Bankrott wieder durch die Finger. Ist es aber Gottes Wille, dass Sie übermorgen im Reichtum schwimmen, so wird es geschehen. Gott entscheidet über unseren Lebensweg, über Sein oder Nichtsein, über Leben und Tod.

Alle Zeichen Gottes, so manch einer mag sie auch die Gesetze des Schicksals nennen, haben ihren Sinn, auch wenn sie uns im ersten Augenblick unverständlich erscheinen. Wer dies akzeptiert, die Dinge so annimmt, wie sie kommen, sie vielleicht als Zeichen zu neuem Aufbruch, zur Vervollkommnung oder zur persönlichen Entfaltung sieht, besitzt tiefen inneren Frieden in allen Lebenslagen.

Auf dem Weg des inneren Friedens verlieren Sie nicht nur einen Großteil Ihrer Ängste und Sorgen, Sie packen auch so manches psychische Leiden an der Wurzel und lösen es auf. Sie finden Seelenfrieden, innere Ruhe und Gelassenheit und einen sicheren Halt in sich selbst. Damit schaffen Sie sich mehr Lebensqualität, mehr Lebensfreude und einen erholsamen Schlaf.

Stress

Jeder zweite Satz unserer Gesellschaft lautet: „Ich habe keine Zeit." Und das trifft bedauerlicherweise auch zu, denn jeder Tag ist so minutiös ausgeplant, dass selbst kleinere unverhoffte Ereignisse den Betreffenden in Zeitnot bringen. Dann müssen die Dinge, die heute liegen geblieben sind, morgen in den überfüllten Terminkalender noch hineingezwängt werden. Da wundert es nicht, dass der psychische und zeitliche Druck den Körper nicht zur Ruhe kommen lässt und die innere Schlafbereitschaft verdrängt. Stress ist ein moderner Schlafräuber!

Zu dem starken beruflichen Zeit- und Verantwortungsdruck eines jeden Einzelnen von uns kommen noch persönliche und familiäre Verpflichtungen hinzu. Um dieser Belastung unbewusst zu entfliehen, wird auch noch die Freizeit bis zur letzten Minute ausgefüllt. Da bleibt natürlich kaum noch Zeit, um zu sich selbst zu finden.

Doch was ist mit unserer Lebenskraft? Ist sie unerschöpflich? Reicht sie aus, um all der seelischen, geistigen und körperlichen Überlastung standzuhalten? Die Antwort ist ein klares ‚Nein'. Wird nicht rechtzeitig die Notbremse gezogen, dann kommt es irgendwann zu dem sogenannten Burn-out-Syndrom, dem Zustand des Ausgebrannt-Seins, dem Zustand völliger Erschöpfung. Dies wiederum zieht emotionale (Depression, Angst, Hoffnungslosigkeit) und körperliche (Magenschmerzen, Herzprobleme, Schlaflosigkeit u.s.w.) Symptome nach sich. Man schätzt, dass heute jeder dritte Bürger vom Burn-out-Syndrom bedroht ist.

Die Welt ist vielfältiger und schnelllebiger geworden. Die Vielfältigkeit wollen wir auskosten und die Schnelllebigkeit reißt uns mit. Physischer und psychischer Stress entsteht. Schalten Sie rechtzeitig einige Gänge zurück!

Manche halten einen ausgefüllten Terminkalender für ein ausgefülltes Leben. Gerhard Uhlenbruck

Ebenso belasten die starken Umweltreize unbewusst den menschlichen Organismus und stellen einen weiteren nicht unerheblichen Stressfaktor für den Menschen dar. Eindrücke wie etwa Lärm, Lichtgeflimmer, Überinformation, Überangebot, Telefon, Hektik, verstopfte Straßen, Einkaufsrummel u.s.w. wirken fast ununterbrochen auf den Organismus ein und müssen zum allgemeinen Stressgeschehen zusätzlich noch verkraftet werden. Alles zusammen setzt den modernen Menschen in permanenter Weise inneren und äußeren Reizen aus, die sein hochsensibles Nerven- und Hormonsystem bis an den Rand der Belastbarkeit bringen. Abzuschalten, die Ruhe zu genießen oder einen erholsamen Schlaf zu finden, ist da kaum noch möglich.

Für nicht wenige Leute ist der Dauerstress allerdings ein willkommenes Mittel, um, bewusst oder unbewusst, ihre Seelenleere oder ihre innere Einsamkeit zu verdrängen. Diese Menschen klagen zwar über Stress und Zeitdruck, flüchten aber gleichzeitig in die Arbeit und in den Rummel. Sie packen unendlich viele Aktivitäten in die Stunden des Tages, um sich selbst und andere von ihrer Unzufriedenheit abzulenken. Den hier Betroffenen ist wenig damit geholfen, ihnen gute Ratschläge zum Stressabbau zu erteilen. Sie können sich nur selbst helfen, indem sie ihre Persönlichkeit in Verbindung mit ihrem näheren Umfeld überdenken und entsprechende Veränderungen vornehmen. Sie sollten den Weg des inneren Friedens gehen!

Nach dem kanadischen Arzt und Hormonforscher Hans Selye ruft länger andauernder Stress im Körper Alarmreaktionen hervor. Diese sind: Unruhe, Nervosität, nervöse Herzstörungen, Magenprobleme, Schlafstörungen, aber auch Gereiztheit und Aggression. Lassen Sie es nicht so weit kommen! Halten Sie inne! Nichts im Leben kann so wichtig sein, dass man seine Gesundheit ruiniert!

Sechs Schritte zu weniger Stress:

1. Nehmen Sie das Leben nicht so ernst und alles auch nicht so furchtbar wichtig! Denken Sie einmal an sich selbst und nicht nur an die Dinge um Sie herum.

2. Unterscheiden Sie die wesentlichen Dinge von den unwesentlichen, Terminsachen von denen, die Zeit haben. Viele Nebensächlichkeiten erledigen sich häufig von alleine, wenn man sie nur lange genug liegen lässt. Konzentrieren Sie sich auf das Wesentliche.

3. Planen Sie Ihre Tagestermine so, dass Sie zwischendrin noch ‚Luft' haben. Legen Sie vor allen Dingen Ihre Schuldgefühle ab, wenn etwas unerledigt bleibt.

4. Vermeiden Sie Freizeitstress. Nicht jede Aktivität muss man mitmachen, nicht jeder Einladung muss man folgen. Genießen Sie einfach mal die Ruhe oder machen Sie Dinge, die Sie gerne tun.

5. Reduzieren Sie alle äußeren Reize auf ein Minimum: laute, aggressive Musik, Lichtgeflimmer, Lärm, nervöse und hektische Menschen. Wenn Ihr Körper nach Ruhe verlangt, scheuen Sie sich nicht, das Telefon oder die Klingel abzustellen. Vermeiden Sie Auseinandersetzungen.

6. Gehen Sie den Weg der inneren Freiheit. Finden Sie Ihren Halt in sich selbst und sagen Sie ‚nein', wenn Sie ‚nein' sagen wollen. Lernen Sie, auf unnötige Konsumgüter zu verzichten, und geben sich mit dem zufrieden, was Sie haben. Bürden Sie sich nur so viele finanzielle Belastungen und Verpflichtung auf, wie Sie problemlos bewältigen können. Leben Sie im Heute und lassen Sie morgen morgen sein.

Vor allem: Nehmen Sie das Leben nicht so ernst und alles auch nicht so furchtbar wichtig!

Schlafstörungen durch Schicht- und Wechseldienst

Die Natur hat es so eingerichtet, dass der Mensch am Tag aktiv ist und in der Nacht ruht. Der gesamte Organismus ist auf diese 24-Stunden-Rhythmik eingestellt, wobei die Tagesstunden der Leistungsphase und die Nachtstunden der Regenerationsphase entsprechen. Durch die Erfindung des künstlichen Lichtes und durch den allgemeinen technischen Fortschritt konnte nun der Mensch auch die Nacht zum Tage machen, was somit unzähligen Fabriken, Hilfs- und Rettungsorganisationen oder Dienstleistungsbetrieben ermöglicht, rund um die Uhr durchzuarbeiten. Das bedeutet natürlich auch für die Mitarbeiter, dass sie nicht nur zu den unterschiedlichsten Tages- und Nachtzeiten arbeiten, sondern auch noch leistungsfähig und voll konzentriert sein müssen. Diese Menschen leben, arbeiten und schlafen entgegen ihrer ‚inneren Uhr', entgegen ihrem natürlichen biologischen Schlaf-Wach-Rhythmus.

Ob, wie und wann der Schichtdienst zu gesundheitlichen Problemen führt, sei es nun körperlich oder psychisch, hängt von unterschiedlichen Faktoren ab. So spielen in erster Linie das Alter und die körperliche Verfassung eine Rolle, maßgeblich sind aber auch die Anpassungsfähigkeit an den beständigen Wechsel sowie das soziale Umfeld und die Wohnbedingungen. So wird ein junger, kraftvoller Mensch, der in einem harmonisch verständnisvollen Familienverband lebt, die Belastungen des Wechseldienstes sicherlich einfacher wegstecken als ein älterer, vielleicht auch kränklicher Mensch in ungünstigen sozialen Verhältnissen.

Untersuchungen haben gezeigt, dass Schlafstörungen bei Schichtarbeitern extrem häufig vorkommen, vor allem bei jenen, die vornehmlich Nachtschicht haben. Wer nachts arbeitet, muss den versäumten Schlaf am Tage nachholen. Doch was in der Theorie recht logisch erscheint, erweist sich in der Praxis oft als problematisch. Während der Nachtdienstler seinen wohlverdienten Schlaf sucht, erwacht um ihn herum der neue Tag. Es wird hell und damit auch lauter. Der Geräuschpegel des Straßenverkehrs steigt enorm an, das Telefon klingelt, der Postbote läutet, Kinder spielen und lärmen und der normale Berufsalltag ist in vollem Gange. All das sind natürlich keine unbedingt idealen Voraussetzungen für einen erholsamen Schlaf. Sie beeinflussen sowohl die Schlafdauer als auch die Schlaftiefe und somit die gesamte Schlafqualität.

Der ständig wechselnde Schlaf- und Arbeitsrhythmus birgt auch die große Gefahr in sich, mit dem normalen Tagesablauf seiner Mitmenschen, insbesondere der Familie, in Konflikt zu geraten. Spannungen und Zwistigkeiten können die Folge sein: für den einen, weil er nicht schlafen, für den anderen, weil er sich nicht frei bewegen kann. Somit käme zu der allgemeinen physischen Belastung der Schichtarbeit noch eine psychische hinzu.

Schicht- und Nachtarbeit sind ein fester Bestandteil unserer modernen Gesellschaft geworden. Umso mehr muss von verantwortlicher, aber auch von persönlicher Seite allergrößtes Interesse bestehen, für optimale Rahmenbedingungen zu sorgen:

- regelmäßige ärztliche Kontrollen;
- bei Verdacht auf schichtbedingte körperliche oder seelische Erkrankungen sofortige Versetzung in den reinen Tagdienst;
- verkürzte Nachtschichtperioden;
- Schaffen von angenehmen Arbeitsbedingungen;
- auf gute Wohnqualität und kurze Wegezeiten achten;
- latente Suchtgefahr (Medikamente und Alkohol) rechtzeitig erkennen.

Alles lässt sich gerecht verteilen. Bloß die Arbeit nicht.

Wolfgang Mocker

Medikamentös bedingte Schlafstörungen

Schlafstörungen, die durch Medikamente hervorgerufen werden, sind keinesfalls selten und bleiben häufig unbedacht. Wer regelmäßig Medikamente einnimmt, sollte daher stets in Betracht ziehen, dass auch sie die Ursache der vorhandenen Schlafstörungen sein können. Wenn sie als Nebenwirkung eines Medikamentes bekannt sind, muss es auf dem Beipackzettel vermerkt sein, wenn nicht, dann kann dies ein Gespräch mit dem Arzt klären. Viele allopathische Medikamente haben, neben ihrer eigentlichen Wirkweise, noch eine Reihe ungewollter Nebenwirkungen, wozu auch Schlafstörungen gehören.

So enthalten einige Schmerz- und Grippemittel das aufputschende Koffein, das sich bekanntermaßen ungünstig auf den Schlaf auswirkt. Ebenso können bestimmte Kreislaufpräparate, Asthmamittel, Betablocker, Zytostatika, aber auch Digitalis- oder Schilddrüsenpräparate für Schlafstörungen verantwortlich sein. Diuretika entwässen. Dies kann einerseits verstärktes nächtliches Wasserlassen mit sich bringen, andererseits auch Muskelkrämpfe, die durch Kaliummangel verursacht werden. Beides führt zu extremen Störungen des natürlichen Schlafes.

Ebenso kann die Einnahme von Psychopharmaka der Grund für Schlafstörungen sein. Hier muss allerdings zwischen den antriebsdämpfenden und den antriebssteigernden Präparaten unterschieden werden. Während dämpfende Psychopharmaka eher schlafförderlich sind, verursachen aktivierende Antidepressiva insbesondere dann erhebliche Schlafstörungen, wenn sie am späten Nachmittag eingenommen werden. Die Einnahme von aktivierenden Stimmungsaufhellern sollte daher auf den Morgen oder die Mittagsstunden beschränkt bleiben.

Wer Medikamente aus zwei oder mehr Arzneimittelgruppen einnimmt, sollte auch an die Wechselwirkungen denken. Diese dürften sich zwar schwer bestimmen lassen, bei gravierenden Schlafstörungen jedoch wäre es sicherlich sinnvoll, mit dem Arzt gemeinsam über einen probeweisen Wechsel der Medikamente nachzudenken.

Nehmen auch Sie regelmäßig Medikamente und können nicht schlafen? Dann lesen Sie den Beipackzettel oder fragen Sie Ihren Arzt nach möglichen Nebenwirkungen oder Inhaltsstoffen, die für Ihre Schlafprobleme verantwortlich sein könnten. Bei schweren Erkrankungen oder regelmäßig einzunehmenden Medikamenten darf nur der Arzt über ein Absetzen oder ein Umstellen der Medikamente entscheiden!

Chemische Schlafmittel

Bis heute kennen wir weder den Auslöser noch den Wirkmechanismus des Schlafs. Daher kann es auch noch kein Medikament geben, das zielgerecht und exakt am Wirkort angreift. Volker Faust und Günter Hole schreiben dazu in ihrem Buch ‚Der gestörte Schlaf und seine Behandlung': „Schließlich gilt es zu bedenken, daß der Wirkmechanismus der Schlafmittel noch weitgehend unbekannt ist. Trotz umfangreicher Forschungsanstrengungen sind noch immer bestenfalls Hypothesen möglich, die zum größten Teil auf elektrophysiologischen Ergebnissen basieren."

So sind es heute in erster Linie die hypnotischen, sedierenden und angstlösenden Eigenschaften, welche die Wirkweise eines Schlafmittels ausmachen. Noch kein derzeitiges Schlafmittel kann den natürlichen Schlaf herbeiführen, sie greifen im Gegenteil sogar mehr oder weniger störend in den Schlafablauf ein (Faust, Hole S. 164), meist indem sie den psychisch wichtigen Traumschlaf (REM-Schlaf) reduzieren.

Die bekanntesten Wirkstoffe, die zur Schlafförderung eingesetzt werden, sind die Barbiturate (z.B. Medinox, Luminal, Neodorm) und die Benzodiazepine (Dalmadorm, Flurazepam, Noctamid). Doch auch Psychopharmaka, die zentraldämpfenden Antihistaminika oder Neuroleptika werden als Schlafmittel verordnet. Wegen der Gefahr der Bromvergiftung wurden die bromhaltigen Schlafmittel 1978 unter Rezeptpflicht gestellt und das bekannte Methaqualon, ein Chinazolinon-Derivat, fällt seit 1981 unter das Betäubungsmittelgesetz.

Es lässt sich nicht immer vermeiden, stärker wirkende chemische Schlafmittel einzusetzen, besonders dann, wenn starke Schmerzen oder schwere psychische Leiden zugrunde liegen. Die Verordnung sollte dann aber mit äußerster Vorsicht und unter Abwägung aller Risiken, insbesondere der Suchtgefahr, erfolgen.

Denn der Risiken sind viele:

Nebenwirkungen:

Die Liste der Nebenwirkungen, also der unerwünschten Begleiterscheinungen, von starken Schlafmitteln ist lang. Sie reicht von Herz-Kreislauf-Störungen, Tremor, Magen-Darm-Störungen, Libidoverlust, Blutbildveränderungen, Schwindel, Kopfschmerzen, Mundtrockenheit bis hin zu Atemdepressionen und Hautveränderungen, um nur einige zu nennen.

Wechselwirkungen:

In Verbindung mit anderen Medikamenten oder Alkohol kann es zu teils fatalen chemischen Reaktionen und damit zu Wirkveränderungen kommen. Es können sich die Wirkungen der eingenommenen Arzneien gegenseitig aufheben, was beispielsweise bei Gerinnungshemmern oder Herzpräparaten lebensbedrohlich werden kann. Andererseits aber besteht auch die Gefahr, dass sich die Wirkweisen, beispielsweise von Schlafmitteln und Alkohol, gegenseitig verstärken bzw. sogar potenzieren. Es bedarf keiner Frage, dass auch dies den Organismus in lebensgefährliche Situationen bringen kann.

Abhängigkeit:

So gut wie jedes chemisch definierte Schlafmittel kann zu mehr oder weniger ausgeprägter Abhängigkeit führen. Das hängt einmal damit zusammen, dass ein Schlafmittel relativ rasch seine Wirkung verliert und somit – vom Patienten meist selbsttätig – die Dosis erhöht wird. Andererseits kommt es beim Absetzen selbst niedrig dosierter Präparate zu unangenehmen Entzugserscheinungen. Der Betroffene versucht dann, die körperlichen Reaktionen zu beseitigen, indem er das Medikament erneut einnimmt oder zu einem stärkeren greift. Ein fataler Kreislauf beginnt.

Der Missbrauch von Medikamenten und das daraus resultierende Suchtproblem spielt sich in unserer Gesellschaft unbemerkt ab. Die Zahl derer, die medikamentenabhängig sind, geht in die Millionen und die Dunkelziffer von Abhängigen und Abhängigkeitsgefährdeten ist kaum abschätzbar. Besonders problematisch wird die Situation, wenn der übermäßige Tablettenkonsum noch in Verbindung mit starkem Alkoholgenuss steht, was nicht selten der Fall ist. Das stellt nicht nur für den Betroffenen selbst, sondern auch für sein gesamtes Umfeld ein enormes Gefahrenpotential dar. Fehler beim Bedienen von Maschinen oder bei der Lenkung eines Autos können tödlich sein!

Wie bei allen anderen Suchtvarianten, so spielen auch bei der Tablettensucht soziale, gesellschaftliche, familiäre und finanzielle Aspekte eine entscheidende Rolle.

Wirkungsverlust:

Wie schon erwähnt, verlieren die meisten Schlafmittel schon nach kurzer Zeit ihre Wirksamkeit. Bereits nach wenigen Wochen, manchmal sogar nach wenigen Tagen tritt ein Gewöhnungseffekt ein, wodurch das Schlafmittel seinen eigentlichen Sinn verliert und mitunter sogar eine Umkehrwirkung eintritt: Der Patient liegt länger wach, als dies normal der Fall wäre. Damit kann das zur Schlafförderung gedachte Medikament noch größere Schlafprobleme verursachen. Die Konsequenz daraus ist, dass der Patient, oft genug eigenmächtig, die Dosis erhöht oder sich stärkere Präparate verschreiben lässt. Lassen diese dann ebenfalls wieder in der Wirkung nach, werden nicht selten auch mehrere Schlafmittel gleichzeitig eingenommen. Die Folge daraus ist unabsehbar.

Fazit:

Ein Schlafmittel kann kein Schlafmittel im urtypischen Sinne sein, weil uns das eigentliche Wissen über den Schlaf fehlt. Daher können bisherige Medikamente, die zur Schlafförderung eingesetzt werden, den gesunden natürlichen Schlaf nicht herbeiführen, sondern greifen vielmehr störend in die Leicht- und Tiefschlafrhythmik ein.

Aufgrund der Nachteile solcher Schlafmittel sollten sie nur gezielt und nur für kurze Zeit eingesetzt werden. Nutzen und Risiko müssen genauestens abgeklärt werden, insbesondere Neben- und Wechselwirkungen, sowie die seelische Stabilität und die Abhängigkeitsgefährdung des Patienten. Jeder verantwortungsvolle Arzt wird diesbezüglich mit seinem Patienten ein ausführliches Gespräch führen und ihn unter regelmäßiger Kontrolle halten.

Die meisten Menschen sterben an ihren Arzneien
und nicht an ihren Krankheiten.

Molière

Pflanzliche Schlafmittel

Pflanzliche Heilkräuter stammen aus der Apotheke Gottes. Das Wissen und die Erfahrungen um die Wirkweisen der einzelnen Pflanzen wurde seit Urzeiten von Generation zu Generation weitergegeben, dabei erweitert und bereichert. In den letzten Jahrzehnten verschwanden sie dann im Schatten der synthetisch hergestellten Arzneistoffe und wurden als Volks- oder Außenseitermedizin belächelt und abgetan. Nun erfahren sowohl die pflanzlichen Heilmittel als auch die übrigen sanften Heilmethoden eine Renaissance. Der kranke Mensch hat sie wiederentdeckt und auch die Wissenschaft wendet ihr Interesse mehr und mehr den alternativen Heilmethoden zu. So auch zu den Heilpflanzen.

Von den nachfolgend aufgeführten Heilpflanzen ist die zentral dämpfende, also beruhigende und somit schlaffördernde Wirkung nachgewiesen:

Baldrian

(Valeriana officinalis)

Der Baldrian, auch Hexenkraut oder Katzenkraut genannt, ist wohl eines der bekanntesten pflanzlichen Beruhigungsmittel. Verwendet wird der Wurzelstock (Valerianae radix). Diese Heilpflanze kann hervorragend eingesetzt werden bei Nervosität, Angst- und Unruhezuständen, leichten depressiven Verstimmungen und Einschlafproblemen.

Hopfen

(Humulus lupulus)

Der Hopfen ist als mildes Schlaf- und Beruhigungsmittel bekannt und wird daher gerne mit anderen zentral wirkenden Pflanzenextrakten, wie etwa dem Baldrian kombiniert.

Melisse
(Melissa officinalis)

Die einheimische Melisse ist ebenso unter den Namen Bienenkraut, Zitronenkraut oder Zitronenmelisse bekannt. Verwendet werden ihre Blätter als Teeaufguß oder als Kaltauszug. Sie gilt als leicht sedierendes Mittel und findet daher bei Unruhe und Einschlafstörungen ihre Anwendung.

Johanniskraut
(Hypericum perforatum)

Das Johanniskraut ist ein Pflanzenheilmittel mit stimmungsaufhellender Wirkung und wird daher mit sehr gutem Erfolg bei psychovegetativen Störungen wie Angst, innere Unruhe und leichte Depressionen eingesetzt. Als Nebenwirkung des Johanniskrautes ist die sogenannte ‚Fotosensibilisierung' bekannt, das heißt, der in dieser Heilpflanze enthaltene Stoff Hypericin macht die Haut gegen Lichteinwirkung überempfindlich. Dies kann, insbesondere bei Überdosierung und hellhäutigen Personen, im schlimmsten Fall zu Verbrennungen, Hautentzündungen und schweren Krankheitserscheinungen führen.

Kava-Kava
(Piper Methysticum)

Die Kavakava-Pflanze ist auf den Inseln der Südsee und in Polynesien beheimatet. Dort bereiten die Bewohner schon seit Urzeiten aus dem Wurzelstock dieses Pfeffergewächses einen Rauschtrunk zu, der zwar entspannend, beruhigend und stark stimmungserhellend wirkt, aber in keiner Weise das Bewusstsein einengt. Dieser Trunk dient bei Stammesfeiern und religiösen Ritualen. Bei Schmerzen wird die Kavakava-Wurzel von den Einwohnern gekaut.

Mehr und mehr hält diese Droge auch in den westlichen Industrienationen als pflanzliches Psychopharmaka Einzug. Nach neuesten Untersuchungen finden die Extrakte der Kavakava-Wurzel ihren Einsatz bei nervösen Angst-, Spannungs- und Unruhezuständen, bei vegetativen oder psychosomatischen Störungen und bei psychischen Stresssituationen. Die Firma Hevert schreibt dazu in ihrem Pharmakologie-Bericht: „Das Wirkungsspektrum kann am besten mit der Arzneistoffgruppe der Benzodiazepine (Transquillizer) verglichen werden, jedoch ohne dass die pflanzlichen Kavapyrone nach heutiger Erkenntnis die Gefahr einer Abhängigkeitsentwicklung mit sich bringen.“

Pflanzliche Schlaf- und Beruhigungsmittel greifen sanfter in den menschlichen Organismus ein als chemische Präparate und sind praktisch nebenwirkungsfrei. Gute, in ihrer Wirkkombination abgestimmte Fertigpräparate sowie Schlaf- und Beruhigungstees sind in jeder Apotheke erhältlich.

Homöopathische Präparate zählen zu den ganzheitlichen Naturheilmitteln. Sie erwirken mittels Informationsübertragung eine Umstimmung im menschlichen Organismus und fördern somit die Selbstheilung.

Die klassische Homöopathie arbeitet mit Einzelstoffen. Je genauer der Wirkstoff auf den kranken Menschen zutrifft, desto höher ist der Heilerfolg. Homöopathische Einzelstoffe sollten von einem erfahrenen Homöopathen ermittelt werden, weil neben den aktuellen körperlichen Beschwerden noch die psychische Situation und die Konstitution des Betreffenden eine wesentliche Rolle spielen.

Daneben gibt es homöopathische Kombinationspräparate. Sie sind bereits, auf das jeweilige Krankheitsbild abgestimmt, zusammengestellt. Beruhigende und schlaffördernde homöopathische Kombinationspräparate wie beispielsweise Zincum valerianicum-Hevert® oder Synergon Nr. 24® der Firma Kattwiga sind in jeder Apotheke erhältlich.

Dieses Buch dient dem Zweck, Ihnen die vielfältigen Ursachen von Schlafstörungen aufzuzeigen. Bis Sie diese ermittelt haben oder auch bei kurzfristigen Schlafproblemen können Sie bedenkenlos zu pflanzlichen Schlaf- und Beruhigungsmitteln greifen. Schwere körperliche oder seelische Erkrankungen allerdings müssen in den Händen der jeweiligen Fachärzte bleiben. Nur sie können entscheiden, welche Medikamente eingesetzt werden müssen.

Entspannungsübungen

In einem Buch über Schlafstörungen dürfen Entspannungsübungen nicht fehlen.

Ein hervorragendes Mittel, um körperliche Spannungen abzubauen, ist das autogene Training. Diese Art der willentlichen Selbstentspannung wurde von dem Nervenarzt Professor Johannes H. Schultz entwickelt und zielt darauf ab, mittels reiner gedanklicher Vorstellung bestimmte Körperfunktionen zu beeinflussen. So erzielt man durch Suggestion von Schwere und Wärme eine Muskelentspannung und Gefäßerweiterung. Im nächsten Schritt wird – ebenfalls durch Selbstsuggestion – Einfluß auf die Atmung und die Herzfrequenz genommen.

Yoga und Meditation sind Praktiken zur Befreiung des Geistes, zur inneren Versenkung. Beide Formen dienen der seelisch-geistigen Sammlung, wobei Yoga zusätzlich das Ziel der absoluten körperlichen Beherrschung verfolgt.

Obwohl es zahlreiche Bücher über die verschiedensten Entspannungspraktiken gibt, ist es ratsam und sinnvoll, diese durch einen erfahrenen Lehrmeister zu erlernen. Fehler und eventuelle negative Auswirkungen können so bereits im Vorfeld erkannt und abgestellt werden. Das ist auch der Grund dafür, weshalb ich in diesem Buch auf grob strukturierte und oberflächliche Anleitungshinweise verzichte.

Suggestive Entspannung ist empfehlenswert. Dennoch halte ich es für äußerst wichtig, auf die passenden Rahmenbedingungen hinzuweisen: Wenn Sie Ihre Entspannungsübungen abends im Bett machen, achten Sie unbedingt darauf, dass die Bettstelle nicht durch Erdstrahlen, Elektrosmog oder große Spiegelflächen gestört ist. Erstens, weil durch derartige Kraftfelder ihre Konzentrationsfähigkeit stark vermindert ist und sie nicht zur nötigen inneren Ruhe finden, und zweitens, weil Sie auf derartigen Stellen soviel Entspannungsübungen machen können, wie Sie wollen, in letzter Konsequenz aber Ihre Schlafstörungen nicht beheben werden. Legen Sie zudem sämtlichen Schmuck ab und sorgen Sie für eine ruhige und harmonische Atmosphäre.

Kinder brauchen noch keine Entspannungspraktiken. Hier liegt die Verantwortung bei den Eltern, für ihre Kinder eine entspannte und harmonische Einschlafatmosphäre zu schaffen. Das Zubettgehen darf nicht als bloßes Wegschicken erscheinen. Dienlich ist eine beruhigende Gute-Nacht-Geschichte und/oder ein gemeinsames Gebet. Ein Kuscheltier, eine geöffnete Kinderzimmertür und evtl. ein schwaches, gedämpftes Licht schenken Ihren Kindern das Gefühl des Schutzes und der Geborgenheit.

Getrennte Schlafzimmer?

Diese Frage hat sicherlich schon manchen von Ihnen beschäftigt, aber das schlechte Gewissen, welches man dem Partner gegenüber hat, hält einen davon ab, den Auszug aus dem gemeinsamen Schlafzimmer in die Tat umzusetzen.

Getrennte Schlafzimmer sind immer dann sinnvoll, wenn sich der eine Partner durch den anderen gestört fühlt, etwa durch Schnarchen, durch unangenehme Gerüche oder durch zu häufiges nächtliches Aufstehen.

Auch sollte man keine Scheu vor getrennten Schlafzimmern haben, wenn beispielsweise der eine Partner ein Morgen- und der andere ein Abendmensch ist. Wenn der Morgenmensch, der früh zu Bett gegangen ist, sich in seiner erholsamsten Schlafphase befindet, geht der Abendmensch zu Bett. Dabei kann der Schlafende durch Licht und Geräusche gestört werden und erwachen. Andererseits kann aber auch derjenige, der später zu Bett geht, durch das eventuelle Schnarchen seines Partners am Einschlafen gehindert werden. Beides wirkt sich ungünstig auf die Schlafqualität aus.

Lache – und die Welt lacht mit dir,
schnarche – und du schläfst allein.
Irisches Sprichwort

Ebenso könnten Schicht- und Wechseldienst ein Argument für getrenntes Schlafen sein.

Besonders ratsam sind getrennte Schlafräume, wenn eine Ehegemeinschaft auf dem Nullpunkt angelangt ist. Innere Abneigung oder gar Hass auf den Partner erzeugen negative Energien und vergiften die Atmosphäre im gemeinsamen Schlafzimmer. Dies beeinträchtigt natürlich auch den Schlaf. Zudem kann die Nähe zu einem ungeliebten Partner zu inneren Aggressionen, zu verkrampfter Schlafhaltung und besonders bei Frauen zu Angst führen. Sie stimmen mir sicherlich zu, dass dies keine idealen Voraussetzungen für einen tiefen, gesunden Schlaf sind. Hier muss man sich einfach überwinden und – bei entsprechenden Platzverhältnissen – getrennte Schlafbereiche fordern.

Für eine liebevolle, harmonische Ehe, in der sich kein Partner durch den anderen gestört oder am Schlaf behindert fühlt, stellt sich die Frage nach getrennten Schlafzimmern nicht. In diesem Falle könnte eine Trennung sogar Schlafstörungen auslösen.

Diese Ausführungen sollen eine Hilfe darstellen, entscheiden müssen Sie selbst. Führen Sie ein offenes, ausführliches Gespräch mit Ihrem Partner und wägen Sie Vor- und Nachteile von getrennten Schlafzimmern ab. Wichtig ist, dass es Ihrem Schlaf, Ihrem Wohlbefinden und Ihrer Gesundheit zugute kommt.

Das Nachtgebet

Warum beten Sie sich nicht einfach in den Schlaf hinein?

Ein Gebet ist das Gespräch mit Unserem Schöpfer. Es ist viel mehr als reine Entspannung oder Meditation, denn durch ein Gebet können Sie sich alles von der Seele reden, alles, was Sie bedrückt oder beschäftigt und sich somit selbst von Ihrer Seelenlast befreien. In Gott haben Sie einen unendlich geduldigen Zuhörer. Ihm können Sie alles sagen, in Ihren eigenen Worten und ohne besondere Vorbereitungen oder Rituale. Durch Ihr Gebet vertrauen Sie Ihre Anliegen auch noch jemandem an, dessen Ratschluss *immer* richtig und dessen Wunderkraft durch unser Verstandesdenken niemals erfassbar ist.

Jedes ernstliche Gebet schenkt Ruhe und Kraft, Hoffnung und Zuversicht, Mut und Stärke. Jedes Gebet hüllt Sie ein in die Gnade Gottes.

Machen Sie das Gespräch mit Gott zum allabendlichen Wunsch, nicht zur Pflicht. Lassen Sie durch das Gebet Frieden, Ruhe und Geborgenheit in sich einkehren.

Vergessen Sie das Danken nicht. Das Danken für den geschenkten Tag, das Danken für die Kraft, die Er Ihnen gab, für Ihre Gesundheit und die Ihrer Familie, für die Freude und die schönen Augenblicke. Vor allen Dingen das Danken für Seine Liebe und Seinen Schutz.

Und weil dies ein Buch über Schlafstörungen ist, so könnten Sie sich am Ende mit der Bitte:

„Herr, schenke mir Frieden und einen gesunden Schlaf“,
„Herr, erbarme Dich unser“,
„Herr, schenke mir Frieden und einen gesunden Schlaf“,
„Herr, erbarme Dich unser“, ...

in den Schlaf hineinbeten.

Erwachsene sind das Vorbild ihrer Kinder, sie prägen das Leben der Kinder. Führen auch Sie Ihre Kinder durch das Gebet zu Gott, schenken Sie ihnen die Kraft des Gebetes. Gerade die Heranwachsenden unserer Zeit sollten einen Halt im Glauben haben. Sie sollten wissen, dass jemand da ist, auch wenn sie gerade alleine sind, und dass jemand zu ihnen steht und ihnen hilft, wenn Not oder Verzweiflung über sie hereinbrechen. Unsere Kinder brauchen mehr denn je den sicheren Halt, den der Glaube an Gott ihnen schenken kann. Beten Sie gemeinsam mit Ihren Kindern und halten Sie sie in liebevoller Führung zum Gebet an.

So wie der Weihrauch das Leben einer Kohle erfrischt,
so erfrischt das Gebet die Hoffnung des Herzens.

Goethe

Zusammenfassung

In der nachfolgenden Zusammenfassung möchte ich Ihnen noch einmal alle in diesem Buch beschriebenen Maßnahmen wiedergeben, die Ihnen und Ihren Kindern zu einem erholsamen Schlaf verhelfen sollen:

- Lassen Sie Ihren Wohnbereich, insbesondere die Schlafzimmer von einem erfahrenen Rutengänger nach Erdstrahlen untersuchen. Treffen Sie geeignete Maßnahmen. Vermeiden Sie jegliche Elektrogeräte im oder am Bett. Lassen Sie sich eine Netzfreischaltung für den Schlafbereich einbauen.
- Achten Sie darauf, dass Sie nicht in der Nähe von Hochspannungsleitungen, Gleisen, Bahnhöfen, Sendemasten oder Trafostationen wohnen.
- Entfernen Sie größere Spiegelflächen im Schlafzimmer, besonders jene Spiegel, die auf die Bettstelle zeigen.
- Verbannen Sie alle Metallgegenstände aus dem Schlafzimmer.
- Benutzen Sie ausschließlich Nacht- und Bettwäsche aus Naturfasern. Stellen Sie größere Plastikkörbe oder -behälter in einen anderen Raum.
- Tragen Sie nachts keinen Schmuck, legen Sie ihn auch nicht auf den Nachttisch.
- Lassen Sie durch einen biologisch orientierten Zahnarzt abklären, ob Ihre amalgamgefüllten Zähne die Ursache eventueller organischer Beschwerden oder Ihrer Schlafprobleme sein könnten.
- Scheuen Sie sich nicht, einen Geistlichen um Rat und Hilfe zu bitten, wenn Sie das Gefühl haben, dass irgendwelche geistigen Mächte Sie um Ihren Schlaf bringen.
- Ernähren Sie sich bewußt. Führen Sie Ihrem Körper einen hohen Anteil natürlicher unverfälschter Nahrungsmittel zu. Entschlacken und entgiften Sie ihn.

- Sorgen Sie für ausreichende Bewegung, eine gerade Körperhaltung und frische saubere Luft. Machen Sie die tiefe Bauchatmung.
- Gehen Sie den Weg des inneren Friedens.
- Vermeiden Sie Stress.
- Wenn Ihre Schlafstörung durch Schicht- und Wechseldienst bedingt ist, sprechen Sie mit Ihrem Arzt und Ihrem Chef über einen Wechsel in den reinen Tagdienst.
- Klären Sie, ob Medikamente die Ursache Ihrer Schlafstörungen sein können.
- Richten Sie sich in Ihrem Schlafbereich nach ihren eigenen individuellen Wohlfühl-Kriterien ein. Stellen Sie alle schlafhinderlichen Störquellen wie etwa Licht oder Lärm ab.
- Wenn Sie das Bedürfnis nach getrennten Schlafzimmern haben, sprechen Sie mit Ihrem Partner über die Möglichkeit der Umsetzung Ihres Wunsches.
- Üben Sie sich in Entspannung.
- Machen Sie das Nachtgebet zu einem allabendlichen Ritual. Beten Sie sich in einen gesunden Schlaf.

Maßnahmen bei Kindern

- Lassen Sie die Kinderzimmer nach Erdstrahlen untersuchen.
- Vermeiden Sie in den Kinderzimmern Elektrogeräte, Spiegel oder metallenes Spielzeug an oder unter den Betten.
- Gönnen Sie Ihren Kindern guten Schlafkomfort. Alte, ausgediente und durchgelegene Matratzen gehören nicht in ein Kinderbett.
- Achten Sie darauf, dass Ihre Kinder – insbesondere die Mädchen – nachts keinen Metallschmuck tragen.
- Gewährleisten Sie Ihren Kindern eine gute Ernährung, ausreichende Bewegung und eine gerade, aufrechte Körperhaltung. Lassen Sie Haltungsschäden von einem Facharzt korrigieren.

- Insbesondere bei Kindern sollte die Möglichkeit fremder geistiger Mächte in Betracht gezogen werden.
- Schaffen Sie vor dem Zubettgehen eine ruhige, ausgeglichene Atmosphäre. Beten Sie mit Ihren Kindern.
- Bei ängstlichen Kindern helfen ein Kuscheltier, eine schwache Lichtquelle im Zimmer oder eine geöffnete Kinderzimmertür.
- Nehmen Sie die Schlafprobleme Ihrer Kinder ernst. Besprechen Sie mit ihnen ihre Sorgen und Ängste, schenken Sie Ihren Kindern das Gefühl der Geborgenheit.
- Liebe, Lob und Vorbild sind immer noch die besten Erziehungsmaßnahmen. Wenn Sie zudem noch alle äußeren störenden Faktoren abstellen, schläft Ihr Kind wie ein Murmeltier.

Ich wünsche allen meinen Lesern
eine ruhige und erholsame Nacht
und einen tiefen, gesunden Schlaf.

Quellennachweise und weiterführende Literatur:

Carnegie, D.: Sorge dich nicht – lebe! – Scherz Verlag, Bern 1992
Choa Kok Sui: Grundlagen des Pranaheilens – Verlag Hermann Bauer KG, Freiburg 1996
Chao Kok Sui: Die hohe Kunst des Pranaheilens – Verlag Hermann Bauer KG, Freiburg 1996
Jäger, Dr.M.: Die moderne Naturheilkunde – Gesund durch Heilkräuter – Manfred Pawlak, Verlagsgesellschaft mbH, Herrsching 1981
Müller, J.: Verwünscht, verhext, verrückt oder was? Betulius Verlag GmbH, Stuttgart 1998
Das große Lexikon der Heilsteine, Düfte und Kräuter – Methusalem Verlags-Gesellschaft mbH, Neu-Ulm 1994
Moody, Dr.med. R.A.: Das Licht von drüben. Neue Fragen und Antworten – Rowohlt Verlag GmbH, Reinbek bei Hamburg, 1989
Schiegl, H.: Color-Therapie, Heilung durch die Kraft der Farben – Verlag Hermann Bauer KG, Freiburg 1993
Kirschner, J.: So siegt man ohne zu kämpfen! Alle 13 Strategien gegen die Aggressionen im Alltag – Wilhelm Goldmann Verlag, München1987
Steinfeld, L.: Nur endlich wieder schlafen – Ariston Verlag, Genf 1982
Hulke, W.M.: Handbuch der heilenden Energien – Windpferd Verlagsgesellschaft mbH, Aitrang 1994
Weise, Dr. D.O.: Harmonische Ernährung – Frederiksen & Weise SMARAGDINA –Verlag, München 1990
Wandmaker, H.: Willst Du gesund sein? Vergiß den Kochtopf! – Waldthausen Verlag, Ritterhude 1990
Chao-Hsui Chen : Feng Shui, Gesund und glücklich wohnen in Buddhas Haus und Garten – Wilhelm Heyne Verlag GmbH & Co. KG, München 1996
Gosau, H.D.: Herderkrankungen, Verdacht – Diagnose – Therapie, – Verlag: Akademie für biokybernetische Ganzheitsmedizin, 1988
Leadbeater, C.W.: Die Chakras – Verlag Hermann Bauer KG, Freiburg 1994
Die Bibel – Nach der Übersetzung Martin Luthers – Deutsche Bibelgesellschaft, Stuttgart 1984
Skupy, H. H.: Das große Handbuch der ZITATE von A-Z – Orbis Verlag für Publizistik GmbH, München 1997
Eimler/Kleinschmidt : Der Fleischreport – Hoffmann und Campe Verlag, Hamburg 1990
Markworth, P.: Sportmedizin – Rowohlt Taschenbuch Verlag GmbH, Reinbek bei Hamburg 1991

Leibold, G.: Heilfasten – Entschlacken, Regenerieren, Abnehmen – Falken-Verlag GmbH, Niedernhausen 1991
Devi, I.: Ein neues Leben durch Yoga – Ariston Verlag, Genf 1982
Hovannessian, A.T. (ATERHOV) : Unsere natürliche Nahrung ROHKOST – Waldthausen Verlag, Ritterhude 1992
Mayer, H.: Die Gesetze des Schicksals – Die Befreiung von unbewußten Zwängen – Goldmann Verlag
Coleman, V.: Denk dich gesund – Die Macht des Geistes über den Körper – Droemersche Verlagsanstalt Th. Knaur Nachf., München 1990
De Crescenzo, L.: Geschichte der griechischen Philosophie – Von Sokrates bis Plotin – Diogenes Verlag AG, Zürich 1990
Schleichert, H.: Von Platon bis Wittgenstein – Ein philosophisches Lesebuch – C.H. Beck'sche Verlagsbuchhandlung (Oscar Beck), München 1998
Kübler-Ross, E.: Über den Tod und das Leben danach – Verlag „Die Silberschnur" GmbH, Melsbach 1987
Kessler, G.: Lobt froh den Herrn – Gebetbuch für Kinder, Paderborn 1956
Riedel, H.: Stille vor Gott – Evangelisches Betbüchlein – Claudius Verlag, München 1990
Lubecki, Dr. J.: Heile dich selbst. Mit dem Muskeltest – Einstieg in die Kinesiologie – Verlag Peter Erd, München 1995
Rose, W.D.: 1000 Tips zum gesunden Wohnen – Droemersche Verlagsanstalt Th. Knaur Nachf., München 1989
Grasse, E.: Chakren- und Auradiagnose – Krankheiten erkennen und heilen durch Energiearbeit – Droemersche Verlagsanstalt Th. Knaur Nachf., München 1993
Daunderer, Dr. med. habil. M.: Patienteninformation über Amalgam – Ecomed Verlagsgesellschaft mbH, Landsberg
Faust, V. – Hole, G. : Der gestörte Schlaf und seine Behandlung – Universitätsverlag Ulm GmbH
Ingrid Schlieske: Kochbuch zur Trennkost – Turm Verlag – Bietigheim
Ingrid Schlieske: Backbuch zur Trennkost – Turm Verlag – Bietigheim
Ingrid Schlieske: Soja, Tofu & Co. Vom Fleisch, das auf dem Felde wächst. Turm Verlag – Bietigheim
De Gruyter, Walter: Pschyrembel – Klinisches Wörterbuch
Silbernagel, Despopoulos: Taschenatlas der Physiologie – Thieme Verlag Stuttgart 1983
Urban & Schwarzenberg: Präparateliste der Naturheilkunde – Urban & Schwarzenberg, Verlag für Medizin GmbH, München 1997

CANCER, QUELS RISQUES ?

Si je fume, je bois, je mange mal, je vis dans une ville polluée...